서트푸드
다이어트

살 빼는 유전자를 깨우는

서트푸드 다이어트

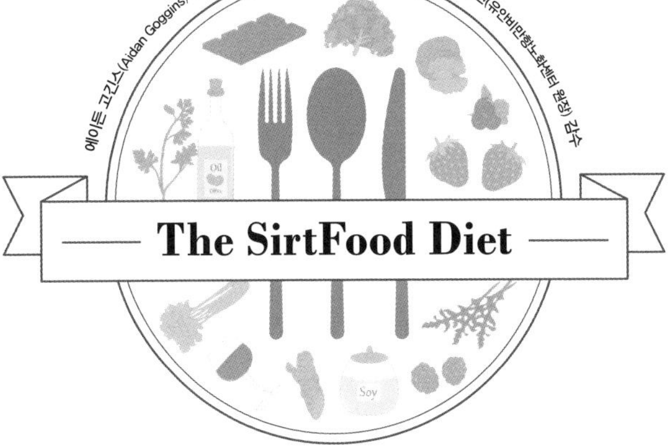

에이든 고긴스(Aidan Goggins) & 글렌 매튼(Glen Matten) 지음 | 우미정 옮김 | 안지현(유안비만항노화센터 원장) 감수

스몰빅라이프 SMALLBIG LIFE

【일러두기】

- '서트푸드sirtfood'란 '서트인sirtuin'이라는 단어와 '푸드food'라는 단어가 합쳐진 말이다. 'sirtuin'은 국내에서 '서트인', '서투인', '시르투인' 등 다양한 말로 번역되고 있지만, 이 책에서는 서트푸드와의 연관성을 강조하기 위해 '서트인'으로 표기했다.

추천사

비만 진료를 20년 넘게 하면서 먹는 것에 대한 통제와 운동만으로 체중을 감량하고 유지하는 것이 현실적으로 얼마나 어려운 일인지 잘 알고 있다. 그래서 항상 좀 더 쉽고 건강하게 체중을 감량할 수 있는 방법에 대해 고민이 많다.

최근에는 비만에 대한 연구가 발전을 거듭하여 과학적 근거에 기반한 체지방 감량 다이어트 방법들이 많이 나오고 있다. '저칼로리 다이어트', '저탄고지 다이어트', '단식 모방 다이어트', '간헐적 단식' 등 체중 조절을 위한 여러 다이어트 방법들이 그것이다. 그러나 이와 같은 극단적인 다이어트는 대부분 초기 체중 감량에는 효과가 있지만, 체내의 비정상적인 대사를 일으켜 건강을 해치고, 결국에는 다이어트 실패를 불러온다.

이러한 다이어트가 어느 하나 두드러진 효과를 내지 못하는 이유는 이러한 방법들이 일시적인 성공만을 가져다주기 때문이다.

일시적으로 체중계의 눈금을 낮추는 데 성공했다 하더라도, 몇 달이 지나면 맛없는 음식 대신 달콤하고 자극적인 음식을 찾게 되고, 다시 늘어난 식욕으로 인해 요요 현상이라는 꼬리표가 달리게 된다.

다이어트에 관한 처방을 할 때 초기의 빠른 체중 감량이 다이어트를 오래 지속시키는 동기 부여가 되므로, 개인의 호르몬, 에너지 대사 상태, 식습관, 생활 습관에 맞춰 식이요법을 처방해주고 있다. 그런데 우연히 학회 강의에서 초기에 빠르게 체중 감량이 되면서도 요요 현상 없이 건강하게 지속할 수 있는 '서트푸드 다이어트'를 알게 되었다.

서트푸드의 '서트sirt'는 '서트인sirtuin'의 앞 글자에서 따온 것이다. 서트인은 우리 몸의 세포가 질병으로 인해 죽거나 염증이 생기지 않도록 보호해 주는 장수 유전자다. 이 유전자는 항노화 기능뿐만 아니라 신진대사를 조절하고 근육을 늘리며 지방을 태우는 효과도 있다. 다시 말해 서트푸드를 먹고 서트인 유전자를 활성화시키면 단식하지 않고도 다이어트를 할 수 있다는 것이다. 이 사실은 내게 대단히 인상적이었고 다양한 근거들도 있어서 임상에서 적용해 보고 싶을 정도로 매력적이었다.

비만은 내가 먹는 음식과 내가 움직이는 생활 습관들의 결과물이다. 그러므로 살을 빼기 위해서는 식습관과 생활 습관을 새롭게 바꾸지 않으면 안 된다. 하지만 이는 비만 환자들에게 힘들고 지치는 여정이다. 이에 도움을 주고자 2019년 9월부터 유튜브 채널 〈유안티비〉를 개설하여 건강한 다이어트와 항노화를 위한 실질적인 제안을 하고 의학 정보들을 알려주고 있다. 최근에는 새로운 다이어트 방법으로 서트푸드 다이어트를 소개하여 짧은 시간 동안 7만이 넘는 조회 수를 기록했다. 이렇게 뜨거운 반응을 보고 서트푸드 다이어트에 대해 좀 더 구체적으로 공부해 보고 싶다는 생각을 하게 되었다. 그러던 차에 동영상에서 소개했던 책《서트푸드 다이어트》가 번역 출간된다는 기쁜 소식을 듣게 되었고 이렇게 감수까지 하게 되었다.

더 날씬하게 더 건강하게 만들어 주는 마법 같은 비법은 없다. 건강하게 살을 빼기 위해서는 개인의 특성과 가치에 맞게 자신만의 식생활 기준을 재설정하여 음식의 양보다 질에 집중하는 지속 가능한 식이요법을 실천해야 한다. 그런 의미에서 이 책은 건강한 다이어트의 좋은 지침서가 될 것이라 믿는다.

유안비만항노화센터 원장
안지현

프롤로그

건강의 비밀을 담은 도서 《건강에 대한 오해 The Health Delusion》의 공저자이자 영양학 전문가인 우리는 건강에 관해 어떤 것이 진짜이고 어떤 것이 가짜인지 구분할 수 있는 위치에 있습니다. 우리는 세상의 수많은 다이어트에 대해 회의적입니다. 계절이나 최신 유행 패션처럼 다양한 다이어트 방법들이 나타났다가 금방 사라지기 때문입니다. 대부분의 다이어트는 단기적으로는 체중 감량에 효과가 있지만 장기적으로는 결국 실패할 확률이 매우 높습니다. 사람들은 대부분 감량한 체중을 유지하지 못하고, 선택한 다이어트를 멈추는 순간 원래의 체중으로 돌아가고 맙니다. 전 세계 수많은 사람들이 반짝 뜨고 있는 다이어트를 따라 하지만 그중 1%도 안 되는 사람만이 영구적인 체중 감량에 성공합니다. 20년 전과 비교하여 비만에 시달리는 사람들은 더 늘어났는데 다이어트를 하는 사람들은 3분의 1로 줄었습니다. 그 이유는 무엇일까요? 유행하는 다이어트에 사람들이 환멸을 느꼈기 때문이 아닐까요? 분명 뭔가 잘못됐습니다.

그동안은 제대로 된 다이어트가 없었다고 해도 과언이 아닙니다. 하지만 서트푸드 다이어트는 다릅니다. 서트푸드 다이어트는 근본적이고도 새로운 방식으로 체중을 감량한 후 그 상태를 계속 유지하게 합니다. 또 그 과정에서 몸은 훨씬 더 건강해집니다. 서트푸트 다이어트에 대한 발견은 가히 혁명적이라 할 수 있습니다.

서트푸드란 무엇인가

지난 몇 년간 사람들은 음식을 먹지 않는 다이어트에 대해 대단히 집중했습니다. 거기에는 그럴 만한 이유가 있었습니다. 매일 적당량의 칼로리를 줄이거나, 더 적극적으로는 간헐적 단식을 하면 6개월 후에 6kg의 체중이 감소하고 질병 발생 위험이 크게 줄어든다는 연구 결과가 있었기 때문입니다.

금식을 하면 우리 몸의 에너지 저장량이 감소하고, 이로 인해 '스키니skinny 유전자'로 알려진 유전자가 활성화되어 많은 긍정적인 변화가 생깁니다. 즉 우리 몸이 지방을 축적하지 않게 되고, 정상적인 성장 과정을 중단한 다음, '생존 모드'로 들어가는 것입니다. 생존 모드로 들어가면 지방 연소가 촉진되고 세포의 회복과 활력을 되찾아 주는 유전자들이 일하기 시작합니다. 그 결과 체중은 줄어들고 질병에 대한 저항력은 증가합니다.

하지만 이 모든 것에는 대가가 따릅니다. 에너지 섭취가 줄어들면 배고픔과 짜증, 피로 그리고 근육 손실이 발생합니다. 이러한 결과는 모두가 알고 있지만 말하고 싶지는 않은 금식 다이어트의 문제점입니다. 금식 다이어트는 제대로 할 때는 효과가 있지만 꾸준히 하지 못할 경우 비참한 기분을 안겨 줍니다. 이러한 상황은 우리에게 중요한 질문을 던집니다. 그것은 바로 "강력한 칼로리 제한으로 인한 많은 문제점을 겪지 않으면서 체중을 줄이고 건강해지는 방법은 없을까"라는 질문입니다.

그에 대한 해답은 명확합니다. 새롭게 발견된 식품인 서트푸드를 섭취하십시오. 서트푸드는 특정 영양소를 풍부하게 함유하고 있는데, 그 영양소를 섭취하면 금식 다이어트를 할 때 생기는 스키니 유전자가 활성화됩니다. 스키니 유전자는 서트인sirtuin이라는 이름으로 알려져 있습니다. 서트인은 2003년에 "적포도 껍질과 적포도주에서 발견된 레스베라트롤이라는 화합물이 효모의 수명을 극적으로 증가시킨다"라는 획기적인 연구 결과를 통해 처음 조명되었습니다. 이것은 칼로리를 제한할 때와 동일하게 일어나는 결과이지만, 이 방법을 사용하면 칼로리 섭취를 줄이지 않아도 됩니다. 이 발견 이후 연구자들은 적포도주에 있는 다른 성분도 비슷한 효과를 낸다는 것을 알게 됐습니다. 이러한 연구는 적포도주를 마실 때 얻어지는 건강상의 혜택을 설명해 주고, 적포도주를 마시는 사람들이 많은 경우 체중이 덜 불어나는 이유도 알려 줍니다. 그리고 이 연구는 우리 몸에 매우 유익한 효과를 일으키는 이 특별한 영양소를 높은 수준으로 함유한 다른 식품에 대해서도 관심을 불러일으켰고, 강력한 서트푸드 식품군이 연구를 통해 점점 그 모습을 드러냈습니다. 전통적인 영국 허브 '러비지(lovage. 잎, 뿌리, 종자를 식용하는 향신료 식물로 잎 모양은 당귀, 향은 셀러리와 비슷하다 • 편집자 주)'처럼 잘 알려지지 않은 식품도 있지만, 대부분의 식품은 우리가 실제로 즐겨 먹는 것들로 자색 양파, 파슬리, 홍고추, 케일, 딸기, 호두, 케이퍼(연어 요리에 빠지지 않고 나오는 향신료로 유럽에서 2000년 이상 먹어온 전통식품 • 편집자 주), 두부, 코코아, 녹차, 엑스트라버진 올리브오일(열이 가해지지 않은 채로 만들어진 이탈리아산 올리브유 • 편집자 주), 그리고 심지어 커피도 여기에 해당합니다.

신진대사의 주 조절자

2003년의 연구 결과로 사람들은 서트푸드가 가져다주는 혜택에 대해 엄청난 기대를 하게 됐습니다. 여러 연구를 통해 그 혜택이 그저 칼로리 제한으로 얻는 것과 비슷한 정도가 아니라 그 이상이라는 것을 알았기 때문입니다. 서트푸드는 전체 신진대사의 주 조절자 역할을 하며, 특히 지방 연소에 큰 효과를 보입니다. 동시에 근육을 증가시키고 세포의 건강도 강화합니다. 이는 건강에 관한 연구 역사를 통틀어서 가장 획기적인 영양학의 발견입니다. 서트푸드의 가치를 알아본 제약업계는 곧바로 서트푸드를 알약으로 만드는 연구에 몰두했습니다. 하지만 수천억 원을 쏟아부은 결과는 처참했습니다. 연구는 잘못된 방향으로 나아갔고 서트푸드에 대한 관심은 점점 사그라졌습니다. 우리는 실패로 돌아간 제약업계의 이러한 시도가 본질적으로 잘못되었다고 생각합니다. 애당초 서트푸드에 함유된 복잡한 영양소를 하나의 알약으로 만들려는 것 자체가 불가능한 일이기 때문입니다. 차라리 이 영양소가 풍부하게 포함된 식품들을 자연스럽게 섭취하는 것이 훨씬 더 합리적이라고 생각합니다. 이러한 생각은 우리가 서트푸드 식단을 만들고 그 효과를 관찰하는 다이어트 실험을 하게 된 계기가 되었습니다.

세계에서 가장 건강한 식단들의 공통점

우리는 세계에서 질병 발생률과 비만율이 가장 낮은 지역에서 최고의 서트푸드를 발견했습니다. 코코아를 많이 먹는 쿠나 아메리카 인디언부터 온갖 서트푸드로 식사하는 일본의 오키나와 사람들까지, 모두 날씬한 몸매와 긴 수명을 가진 것이 특징이었습니다. 또 인도에서는 매운 맛에 대한 선호와 서트푸드 중 하나인 강황 섭취로 인해 암 발병률이 현저하게 낮게 나타났습니다. 한편 지중해 식단이 주식인 지역에서는 비만이거나 만성질환을 겪는 사람들이 거의 없는 것으로 밝혀졌습니다. 지중해 식단은 견과류, 베리, 적포도주, 대추야자, 잎채소, 엑스트라버진 올리브 오일, 허브로 구성되어 있는데, 모두 강력한 서트푸드입니다. 최근에 나온 연구 결과에 의하면, 체중 감량을 위해 칼로리를 계산하거나 약을 복용하는 것보다 지중해 식단을 따르는 것이 더 효과적이라고 합니다.

고대에 실험된 현대적인 생각

과학계에서는 서트푸드의 발견이 비교적 최근에 이뤄졌지만, 이미 역사에는 그 혜택을 경험했다는 문화권이 여럿 나옵니다. 그중 서트푸드의 혜택이 기록된 최초의 이야기는 《성경》에 등장합니다. 2200년 전의 〈다니엘서〉를 보면, 당시의 유능한 젊은이들은 왕을 섬기기 위해 그 시대 최고의 음식이라고 규정된 것을 먹으며 건강한 체격을 유지해야 했습니다. 하지만 포로로 잡혀 왔던 다니엘과 그의 친구들은 이를 거절했습니다. 대신 짧은 기간 동안 채소만 먹었는데, 놀랍게도 훨씬 더 건강해지고 멋있어졌다고 합니다. 성경에 다음 이야기가 나옵니다.

> 다니엘은 왕의 음식과 포도주를 먹고 자신의 몸을 상하게 하고 싶지 않았다 … 그래서 감독관에게 가서 말했다. "우리를 10일 동안 시험해 보십시오. 우리에게 채소와 마실 물만 주십시오. 그런 다음 왕의 음식을 먹은 다른 젊은이들과 비교해 보고 우리의 상태가 어떻게 보이는지에 따라 결정해 주십시오." 이에 감독관은 동의했고 그들을 10일간 시험해 보기로 했다. 10일이 지났을 때, 다니엘과 그의 세 친구는 얼굴이 더욱 아름다워지고 피부도 윤택해져 왕의 음식을 먹은 젊은이들보다 좋아 보였다. 그리하여 감독관은 왕이 제공하는 음식 대신 그들이 계속해서 채소를 먹을 수 있게 허락했다.

우리가 이 이야기에서 관심을 가진 부분은 채소로 구성된 식단을 섭취했을 때 나타난 효과와 더불어 근육량의 증가입니다. 그런데 이 효과는 보통 채식을 섭취해서 나타날 수 있는 효과가 아닙니다. 다니엘과 그 친구들에게 제공된 채소가 극도로 풍부한 서트푸드 식단이 아니라면 말입니다. 그런데 우리의 조사 결과 그 시대에 주로 먹었던 음식들이 서트푸드로 구성된 전통적인 지중해 식단과 비슷한 것으로 밝혀졌습니다. 우리는 이 기록을 보면서 다니엘의 실험이 그저 이야기에 불과한 것인지 아니면 지난 2000년 동안 우리가 항상 원했던, 건강한 몸과 날씬한 체형을 얻는 방법을 부지불식간에 알게 된 것인지 알고 싶었습니다. 결론만 먼저 말씀드리자면, 2200년 전 다니엘이 했던 실험은 현대의 서트푸드 다이어트와 매우 유사했습니다.

서트푸드 실험 연구

우리는 서트푸드에 대해 점점 더 많은 사실들을 발견할수록 더 큰 관심을 갖게 됐습니다. 만약 이 강력한 식품들을 모아서 특별한 서트푸드 다이어트를 만들면 어떤 일이 생길까요? 아마 이론적으로 생각해 보면, 이 다이어트는 체중 감량과 건강 증진에 엄청난 영향을 미칠 것입니다. 하지만 모든 건 추측에 불과하기에 우리는 이를 직접 실험해 보고 증거를 만들기로 했습니다.

서트푸드 다이어트를 설계하고 시도해 볼 기회는 생각지 않았던 곳에서 왔습니다. 런던 첼시 중심부에 유럽에서 가장 인기 있는 케이엑스KX 피트니스 센터가 있습니다. 이 장소가 서트푸드 다이어트의 효과를 실험할 최적의 장소인 이유는 센터 안에 식당이 있기 때문입니다. 이는 우리가 단지 다이어트를 설계하는 데 그치는 것이 아니라, 식단을 직접 만들고 케이엑스의 유명한 주방 최고 책임자인 알렉산드로 베르데넬리의 도움을 받아, 센터 회원들에게 그 식단을 실험해 볼 수 있다는 것을 의미합니다.

우리의 임무는 분명했습니다. 케이엑스 회원들에게 7일 동안 서트푸드 다이어트를 실천하게 하고, 첫날부터 마지막 날까지 그 진행 과정을 꼼꼼히 점검하는 것입니다. 이때 단순히 참가자의 체중을 측정하는 것뿐만 아니라 체성분의 변화까지 모니터링했습니다. 이로써 이 다이어트가 몸속의 지방과 근육에 어떤 영향을 미치는지 알 수 있었습니다. 우리는 나중에 신진대사율도 측정 항목에 포함했는데, 혈액 속의 당(포도당)과 지방(중성지방과 콜레스테롤)의 추이를 살펴보기 위해서였습니다.

서트푸드 다이어트는 첫 3일이 고비인데, 그 3일 동안은 하루 음식 섭취량을 1,000kcal로 낮춰야 하기 때문입니다. 이렇게 해야 가벼운 단식을 할 때처럼 낮은 에너지 섭취를 통해 우리 몸의 성장 신호를 감소시킬 수 있습니다. 대신 몸은 세포의 불필요한 체내물질을 제거하기 시작하고(자가 포식autophagy 과정) 지방 연소를 촉진합니다. 하지만 유명한 다른 금식 다이어트들과 달리 서트푸드 다이어트는 97.5%라는 높은 지속률을 보여서 부담이 적고 유지하기가 훨씬 쉽습니다.

우리의 목표는 서트푸드로 만든 식단으로 칼로리를 제한할 때, 지방 연소에 효과가 있는지 확인하는 것이었습니다. 그래서 매일 먹는 식단을 서트푸드가 풍부하게 함유된 세 잔의 녹즙과 한 끼의 식사로 구성했습니다. 여기서 녹즙이 중요한데, 녹즙을 먹으면 섭취량을 1,000kcal로 제한해도 일반 식사보다 더 많은 서트푸드를 섭취할 수 있기 때문입니다. 녹즙은 아침, 점심, 저녁에 마시고 한 끼의 식사는 저녁 7시 이전 아무 때나 먹을 수 있게 했습니다.

첫 3일이 지난 이후 4일 동안은 하루 음식 섭취량을 1,500kcal로 늘렸습니다. 여전히 적은 양이지만, 이것이 성장 신호를 감소시키고 지방 연소 신호를 증가시키는 데 효과적이기 때문입니다. 중요한 것은 1,500kcal의 식단이 매일 서트푸드가 포함된 두 잔의 녹즙과 두 끼의 식사로 구성되어야 한다는 것입니다.

놀라운 결과

참가자 40명 중 39명이 케이엑스에서 실험한 서트푸드 다이어트 과정을 모두 마쳤습니다. 실험 전 체질량 지수Body Mass Index, BMI를 측정한 결과, 39명 중 2명은 비만, 15명은 과체중, 나머지 22명은 정상 체중으로 나타났습니다. 이들 중 21명은 여성이었고, 18명은 남성이었습니다. 모두가 헬스클럽 회원들이었기 때문에 이들은 일반인들보다 운동을 더 많이 했고, 건강한 식단에도 관심이 많았습니다.

대부분의 다이어트 방식들은 과체중이면서 비교적 건강하지 않은 사람들을 이용해 그 효과를 보여줍니다. 그래서 처음부터 매우 빠르고 극적인 체중 감량 변화를 보여주는데, 이는 부풀려진 결과입니다. 하지만 우리는 다릅니다. 케이엑스에서의 서트푸드 다이어트 실험은 상대적으로 건강한 사람들을 대상으로 진행되었습니다. 따라서 이 결과는 기존의 다른 어떤 다이어트 방법들보다 더 정확한 기준을 보여준 것입니다.

실험 결과는 아주 놀라웠습니다. 우리가 기대한 것보다 훨씬 대단했고 수치도 일관적이었습니다. 7일 만에 근육량이 증가했음에도 3.2kg이나 체중이 감량되었고 체성분도 개선되었습니다. 이 모든 것은 칼로리 제한이나 격한 운동 없이 얻은 결과입니다.

구체적인 실험 결과는 다음과 같습니다.

- 7일 만에 평균 3.2kg 감량
- 근육량은 손실되지 않고 유지되거나 오히려 증가함
- 서트푸드 식단을 먹는 동안 배고픔을 느끼지 않음
- 실험 내내 몸이 건강해지고 활력이 생긴다는 느낌을 받음
- 그 결과 실험 참가자들의 몸매는 더 멋있어지고 건강해짐

Case Study

런던에 사는 서른두 살의 마케팅 이사 자디스는 자신의 허리둘레가 걱정이었습니다. 그녀는 다가오는 결혼식에서 가능한 최고의 몸매를 갖고 싶었기 때문입니다.

"가족 중에 당뇨병을 가진 사람이 있어서 체중에 늘 신경 썼어요. 하지만 아무리 좋은 것을 먹고 규칙적으로 운동해도, 웨딩드레스에서 돋보일 허리 살을 뺄 수 없었어요."

그녀는 7일 동안 서트푸드 다이어트를 시도했습니다. 그 결과 자디스는 2.7kg 이상을 감량했습니다. 운동을 거의 하지 않았는데도 약 900g의 근육량이 증가했습니다. 그녀는 다이어트를 하는 동안 전혀 허기를 느끼지 않았고 에너지가 넘쳤습니다. 게다가 당뇨병을 일으킬 수 있는 혈액 속의 당과 지방도 개선되었습니다. 결혼식 직전에는 1.1kg을 추가로 감량해 계속해서 좋아지는 몸 상태를 보여주었습니다.

근육량이 증가하는 체중 감량의 장점은 무엇인가

7일 만에 3.2kg를 감량했다는 사실은 어느 기준으로 봐도 훌륭한 일입니다. 하지만 서트푸드 다이어트를 더 특별하게 하는 것은 체중 감량의 유형과 체성분의 변화입니다.

보통 체중을 감량하면 지방이 줄어드는데 이때 근육도 같이 줄어듭니다. 실제로 이것은 거의 모든 다이어트 방법에서 나타나는 현상입니다. 만약 누군가 어떤 다이어트를 통해 일주일 만에 살을 3.2kg을 뺐다면, 줄어든 몸무게 중 900g은 근육 손실로 인한 것이라고 자신 있게 말할 수 있습니다. 우리는 서트푸드 다이어트도 별반 다르지 않을 것이라고 생각했습니다. 실험 초기 참가자 중 64%는 2.3kg만 감량해 실망스러운 결과를 받았습니다. 그런데 실험 마지막 날 체성분 검사를 하고 깜짝 놀랐습니다. 참가자들의 근육 총량이 유지되거나 증가했기 때문입니다. 조사 결과 이 그룹의 평균적인 근육 증가량은 약 900g이었습니다. 이를 계기로 우리는 서트푸드 다이어트를 '근육량이 증가하는 체중 감량법'이라고 불렀습니다. 이것은 지방과 근육을 모두 감소시키는 기존의 다이어트와 비교했을 때 훨씬 더 건강한 방법입니다.

일반적으로 운동하지 않고 칼로리만 줄이는 다이어트는 근육을 유지하는 데 있어서 치명적입니다. 그래서 우리는 이 놀라운 실험 결과가 왜 일어났는지 알아야 했습니다. 확인해 보니 원인은 서트푸드의 강력한 신진대사 효과 때문이었습니다. 서트푸드는 지방 연소와 근육의 증가, 유지, 회복을 관장합니다. 그 결과 풍부한 서트푸드를 섭취한 실험 참가자들은 근육이 손실되기는커녕 지방만 감소된 결과를 얻었던 것입니다.

이 실험 결과가 의미하는 바는 다음과 같습니다. 첫째, 서트푸드 다이어트는 당신이 지방은 제거되고 근육은 유지되는 이상적이고 멋진 몸매를 만들 수 있도록 도와줍니다. 더 중요한 것으로 둘째, 서트푸드 다이어트는 당신이 만든 몸매를 계속해서 유지하게 해 줍니다. 우리가 아는 골격근은 매일 에너지를 소비하고 있습니다. 당신이 더 많은 근육을 가질수록 더 많은 에너지를 연소합니다. 이것이 바로 기존의 다이어트 방법들이 실패하는 이유이기도 합니다. 기존 다이어트는 체중과 근육량을 동시에 감소시켜 골격근의 신진대사율을 떨어트립니다. 그래서 다이어트를 멈추면 체중이 금방 늘어납니다. 하지만 서트푸드를 섭취하면 근육량이 유지되어 신진대사율의 감소폭을 줄이고 더 많은 지방을 연소시킬 수 있습니다. 이는 장기적으로 체중 감량에 성공할 수 있는 완벽한 기반이 됩니다.

근육의 총량과 기능은 건강을 예측할 수 있는 중요한 변수입니다. 근육량을 유지하면 당뇨병, 골다공증과 같은 만성질환과 노화 현상을 예방할 수 있습니다. 게다가 과학자들의 연구에 따르면, 서트인을 통해 근육이 유지되면 우울증이 감소하는 등 스트레스와 관련된 질병에도 효과가 있다고 합니다. 즉 근육은 행복한 삶을 살아가는 데 있어서 중요한 요소인 것입니다.

간혹 몇몇 사람들은 다이어트를 할 때 근육 손실이 없다면 날씬해지거나 장수할 수 없다고 주장합니다. 이것은 말도 안 되는 이야기입니다. 근육은 우리 건강의 핵심 지표이고, 몸이 건강해야 멋진 몸매도 만들 수 있습니다. 우리는 서트푸드 다이어트로 이 잘못된 주장을 잠재울 것입니다.

몰려드는 영국의 유명 인사들과 스포츠 스타들

지방을 연소하고 체성분을 개선하는 서트푸드 다이어트는 비교적 다양하게 응용될 수 있습니다. 우리는 서트푸드 다이어트의 원칙을 복싱 선수부터 럭비 선수, 요트 선수 등 다양한 스포츠 스타들에게 적용했습니다. 그리고 그들 모두가 서트푸드 다이어트 덕분에 지금까지의 선수 생활을 통틀어서 단 한 번도 받아본 적 없는 체성분을 얻게 되었습니다. 또한 경기에서 큰 승리를 거둘 정도로 기량이 향상되었습니다.

영국의 유명한 복싱 헤비급 챔피언 데이비드 헤이가 바로 대표적인 사례입니다. 서트푸드 다이어트를 하기 전에 데이비드는 연이은 부상으로 부진을 면치 못하고 있었습니다. 많은 이들은 그가 다시 복싱을 할 수 없을지도 모른다고 생각했습니다. 우리가 그를 처음 만났을 때, 그의 체지방은 10kg이 넘었습니다. 사실상 다시 몸을 만들고 링 위에 복귀하기에는 힘든 상태였습니다. 하지만 그는 결국 재기에 성공했고 이전에 없었던 체성분과 기량으로 다시 세계 타이틀을 거머쥐려고 준비 중입니다.

서트푸드 다이어트 실험이 끝난 후, 데이비드는 이렇게 말했습니다.

> "서트푸드는 내게 나침반과 다름없습니다. 덕분에 전보다 훨씬 향상된 체성분과 건강을 얻었고, 다시 링으로 돌아가서 헤비급 세계 챔피언의 타이틀을 되찾을 수 있었습니다."

당신을 위한 서트푸드 다이어트

서트푸드 다이어트는 엘리트 운동선수에게만 효과가 있는 것이 아닙니다. 우리는 케이엑스에서 시도한 실험과 엘리트 운동선수들과 함께한 작업을 참고해, 체중을 감량하면서 더 건강해지기를 원하는 일반인도 효과를 볼 수 있도록 방법을 만들었습니다.

서트푸드 다이어트의 성공을 위해 여러분은 과도하게 칼로리를 줄이거나 녹초가 되도록 운동하지 않아도 됩니다. 또한 이 다이어트 방법은 돈이 들지 않고 시간도 많이 필요하지 않습니다. 우리가 추천하는 모든 재료는 쉽게 구할 수 있는 것들입니다. 마지막으로 이 다이어트는 먹지 말아야 할 음식에 집중하는 다른 다이어트 방법들과 다르게, 반드시 먹어야 하는 음식에 집중합니다.

Case Study

로레인 파스칼은 서트푸드 다이어트의 접근 방식을 지지하는 사람 중 한 명입니다. 그녀는 과거에 최고 모델이었고 지금은 TV에 나오는 유명한 요리사이자 음식 칼럼니스트입니다. 그런 그녀는 서트푸드 다이어트를 다음과 같이 설명했습니다.

"이 다이어트는 정말 따라 하기 쉽습니다. 보통 건강한 식단을 만들려면 비싼 재료를 구입해야 합니다. 또 어떤 건강한 음식은 몇몇 사람들에게 부작용을 일으키기도 하죠. 그런데 서트푸드는 우리가 매일 먹는 음식들로 이루어져 있습니다. 게다가 매우 쉽게 구할 수 있고 가족들이 좋아할 만한 재료로 요리도 할 수 있습니다."

1단계 개요

서트푸드 다이어트의 1단계는 '초성공hyper-success 단계'입니다. 임상적으로 입증된 우리의 방법을 따라 한다면, 당신은 7일 동안 3.2kg을 감량할 수 있습니다(구체적인 메뉴와 조리법이 담긴 지침은 후술을 통해 설명하겠습니다. 여기서는 서트푸드 다이어트가 어떤 방식으로 이루어지는지 간단히 보여 드리겠습니다).

서트푸드 다이어트의 첫 3일은 하루 최대 1,000kcal만 섭취해야 합니다. 식단은 서트푸드가 함유된 세 잔의 녹즙과 한 끼의 식사로 구성됩니다.

이후 4일부터 7일까지는 하루 최대 1,500kcal만 섭취합니다. 역시 식단은 서트푸드가 함유된 두 잔의 녹즙과 두 끼의 식사로 이루어집니다. 이렇게 7일이 지나면 평균 3.2kg의 체중이 감량됩니다.

실험 내내 참가자들은 칼로리 제한에도 별로 배고픔을 느끼지 않았습니다. 칼로리 제한은 우리의 목표가 아니라 단순한 지침일 뿐입니다. 기존의 금식 다이어트에 비하면 서트푸드 다이어트의 칼로리 제한은 절대 과하지 않습니다. 게다가 서트푸드에는 자연적으로 포만감을 주는 효과가 들어 있어서, 실제로 서트푸드 다이어트를 했던 사람들은 배고파하지 않았습니다.

2단계 개요

2단계는 14일간 유지 및 관리하는 단계로, 더 이상 칼로리를 줄이지 않고 1단계에서 얻은 체중 감량 결과를 유지하고 관리하는 데 집중합니다. 이 단계의 핵심은 서트푸드를 꾸준히 섭취하는 것입니다. 매일 서트푸드가 풍부하게 함유된 세 끼의 균형 잡힌 식사를 하고 한 잔의 녹즙을 마십니다.

평생 할 수 있는 다이어트

서트푸드 다이어트의 장점은 다이어트를 계속하지 않아도 된다는 것입니다. 지방 감소를 촉진하기 위해 자신이 필요한 경우에만 1단계와 2단계를 주기적으로 반복하면 됩니다. 그것이 3개월에 한 번이 될 수도 있고 아니면 1년에 한 번일 수도 있습니다. 이렇게 하면 서트푸드가 주는 수많은 건강상의 혜택을 누리면서 평생 날씬하고 건강하게 살아갈 수 있습니다. 게다가 그 어떤 식이요법에도 쉽게 응용 가능합니다. 예를 들면 완전 채식이나 글루텐 프리 다이어트, 저탄수화물 식이요법, 간헐적 단식 등 어떤 것도 관계없이 말입니다(더 자세한 내용은 2장 5절을 참고하십시오). 결과적으로 기존의 다른 식이요법과 함께 서트푸드를 섭취하면 체중 감량은 물론 건강 증진도 얻을 수 있습니다.

서트푸드 다이어트를 빛나게 하는 것은 평생 가는 체중 감량 효과입니다. 앞으로 서트푸드 식단을 어떻게 만들어야 하는지, 서트푸드로 만든 식단이 얼마나 풍부한지, 그리고 서트푸드가 어떻게 날씬한 몸매를 장기적으로 유지하게 하는지 보여 드리겠습니다. 또 서트푸드와 관련 있는 건강한 식단 및 보충제에 관해서 실용적인 조언을 아끼지 않겠습니다. 서트푸드 다이어트를 통해 여러분은 인생 전체에 걸쳐서 긍정적인 혜택을 누리게 될 것입니다.

다음은 서트푸드 다이어트로 얻을 수 있는 것들입니다.

- 근육은 손실되지 않고 지방만 제거됨
- 장기적으로 체중 감량에 성공할 수 있는 몸으로 만들어 줌
- 멋진 몸매와 많은 에너지를 얻을 수 있음
- 과도한 금식을 하거나 극심한 배고픔을 견디지 않아도 됨
- 녹초가 될 정도의 심한 운동을 하지 않아도 됨
- 결과적으로 오래, 건강하게, 질병 없이 살 수 있음

요약

- 서트푸드는 특정 영양소를 함유하고 있는데, 이를 섭취하면 금식할 때와 다르게 부작용 없이 많은 혜택을 얻을 수 있습니다. 서트푸드의 종류에는 커피, 녹차, 코코아, 딸기, 호두, 콩, 자색 양파, 파슬리, 케일, 케이퍼, 엑스트라버진 올리브오일 등이 있습니다.
- 서트푸드는 금식의 효과를 능가합니다. 신진대사의 주 조절자로서 지방 연소를 자극하고 근육을 증가시킵니다.
- 서트푸드로 구성한 식단과 적당한 칼로리 제한을 통해, 서트푸드 다이어트는 7일 만에 3.2kg을 감량할 수 있습니다. 이 방법은 근육량을 유지하거나 증가시키고 감량된 체중을 지속할 수 있는 몸으로 만듭니다.
- 실험 참가자들은 서트푸드 다이어트를 하고 더 멋진 몸매와 많은 에너지를 갖게 되어 큰 행복을 느꼈습니다.
- 서트푸드 다이어트는 엘리트 운동선수들이 원하는 목표와 체성분을 달성하게 하는 성공적인 다이어트 전략입니다.
- 서트푸드 다이어트는 올바른 영양을 섭취하는 것이 얼마나 중요한지 보여 줍니다. 우리는 서트푸드로 얻을 수 있는 놀라운 혜택을 어떻게 누릴 수 있는지 분명하게 알려줄 것입니다.

The SirtFood Diet

차례

3장

서트푸드 레시피

1장

서트푸드의 원리

①

서트인의 과학

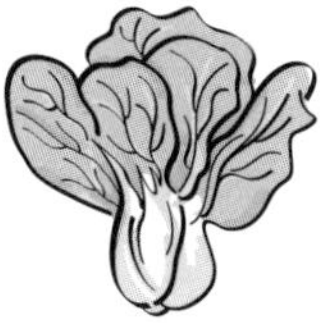

서트푸드 다이어트의 본질은 서트푸드로 우리 몸속에 잠든 유전자를 깨우는 데 있습니다. 이 유전자의 이름은 서트인sirtuin입니다. 서트인은 지방 연소나 질병 관리에 관여하면서 궁극적으로 수명에 영향을 미치는 세포들의 활동을 조율합니다. 그 효과가 매우 탁월해 사람들은 서트인을 '신진대사의 주 조절자'라고 부릅니다. 즉 체중을 감량하는 것은 물론 건강하게 장수하기를 바라는 모든 사람에게 서트인 유전자가 중요한 역할을 한다는 것입니다.

쥐와 사람

이로 인해 서트인은 오랫동안 과학계의 집중적인 연구 대상이었습니다. 그리고 결국 1984년에 과학자들은 첫 번째 서트인을 효모에서 발견했습니다. 이때 서트인이 활성화되면 수명이 늘어난다는 사실을 알게 되었습니다. 이후 약 30여 년간 서트인에 대한 사람들의 관심은 전혀 식을 줄 몰랐습니다.

사람들은 왜 이 사실에 열광했을까요? 그 이유는 효모에서 일어난 신진대사의 원칙이 어쩌면 우리 인간에게도 적용될지 모른다는 희망 때문입니다. 효모처럼 작은 세포에서 서트인이 활동한다는 것은, 쥐와 같은 고등 유기체는 물론이고 사람에 대해서도 서트인 유전자가 활동할 수 있다는 것을 암시합니다.

날씬하고 건강한 몸을 만들기 위한 방법

평생 음식 섭취량을 제한하면 하급 유기체와 포유류의 기대 수명이 연장된다는 연구 결과가 있습니다. 이를 계기로 하루 섭취량의 20~30%로 칼로리를 제한하는 금식 다이어트가 생겨났습니다. 그 결과 체중 감량을 위한 성공적인 다이어트 방법으로 간헐적 단식이 화제가 되었습니다. 간헐적 단식과 관련해서는 수많은 방법이 있지만 대표적으로 일주일에 5일은 평소대로 먹고 나머지 2일은 평소의 4분의 1만 섭취하는 5:2 다이어트가 있습니다. 우리는 이런 방법이 정말 인간의 수명을 연장시키는지 확인해 보았습니다. 그랬더니 실제로 만성질환이 감소하고 지방이 녹는 등 '건강 수명healthspan'이 연장되는 증거를 찾을 수 있었습니다.

그런데 솔직히 매주 금식을 하는 것은 매우 힘든 일입니다. 그 혜택이 얼마가 되었든 금식을 하고 싶은 마음이 쉽게 들지도 않습니다. 게다가 금식을 해도 대부분 얼마 못 가서 금방 포기합니다. 이외에도 금식에는 여러 부작용이 있는데, 특히 장기간 금식을 할 경우 문제는 더욱 심각해집니다. 프롤로그에서 설명한 것처럼 금식은 배고픔, 분노, 피로 그리고 근육 손실을 유발합니다. 오랫동안 금식을 하면 필수 영양소를 섭취하지 못해 결국 영양실조에 걸리는 등 건강에 악영향을 미칩니다. 이 때문에 금식은 어린이, 임산부 그리고 노년층에게 위험한 방법입니다. 분명 금식을 하면 이로운 점들이 있지만, 금식은 우리가 원하는 마법 같은 해결책이 아닙니다. 그렇다면 우리의 몸을 날씬하고 건강하게 만들려면 어떻게 해야 할까요?

우리는 그에 대한 해답을 서트인 유전자에서 찾았습니다. 《성경》의 〈다니엘서〉와 과학자들의 발견에 의하면, 칼로리 제한과 금식은 우리 몸속에 있는 서트인 유전자를 활성화합니다. 맛있는 음식을 먹고 얻은 에너지와 우리 몸을 장수하게 만드는 세포 사이에 서트인이 있다고 생각해 봅시다. 이때 서트인이 하는 일은 스트레스를 조절하는 것입니다.

적정 칼로리보다 적게 섭취하면 우리 몸의 에너지양이 감소합니다. 그러면 에너지를 공급받아 활동하는 세포의 스트레스가 급격히 증가합니다. 이를 서트인이 감지해 스트레스를 받은 세포에게 신호를 보내서 세포의 활동 방식을 순화시킵니다. 또 서트인은 신진대사를 촉진해 근육의 효율성을 높이거나 지방을 연소시키고, 염증을 줄여 손상된 세포의 회복을 돕습니다. 결과적으로 서트인은 우리가 그토록 바라던 군살 없는 날씬한 몸매와 건강한 신체를 가질 수 있게 합니다.

우리 몸에는 서트-1(Sirt-1)부터 서트-7(Sirt-7)까지 총 7개의 서트인이 있습니다. 그중 서트-1과 서트-3이 중요한데, 이들은 에너지 균형과 관련 있습니다.
서트-1은 신체 전반에서, 서트-3은 세포의 에너지 발전소인 미토콘드리아에서 주로 발견됩니다. 이 두 개의 유전자가 함께 활성화될 때 우리는 수많은 혜택을 얻을 수 있습니다.

체중 감량을 위한 혹독한 운동은 "NO!"

칼로리 제한과 금식만이 서트인을 활성화하는 것은 아닙니다. 운동을 하는 것도 서트인을 활성화하는 방법이 될 수 있습니다. 서트인은 금식할 때와 비슷하게 운동으로 얻은 에너지와 세포 사이의 활동도 조절하기 때문입니다.

건강을 위해 규칙적으로 운동하는 것이 좋다고 하지만 우리가 체중 감량을 위해 집중한 항목은 운동이 아닙니다. 연구에 의하면 우리 몸은 운동할 때 소비하는 에너지양에 맞춰 몸을 적응하고 조절해 왔는데, 이것은 곧 운동으로 체중을 감량하려면 많은 노력과 시간을 들여야 한다는 것을 의미합니다. 간혹 너무 심한 운동은 우리 몸의 면역 시스템을 약화시키고 심장에 무리를 일으켜 몸에 해로울 수 있다는 연구 결과도 있습니다. 따라서 체중을 감량하기 위해 혹독하게 운동하는 것은 그다지 추천할 만한 방법이라고 보기 어렵습니다.

서트푸드 섭취

지금까지 우리는 서트인 유전자를 활성화해야 체중을 감량하고 건강한 몸을 만들 수 있다고 설명했습니다. 현재 이를 가능하게 하는 방법은 금식과 운동뿐입니다. 그러나 슬프게도 이 두 가지 방법은 바쁜 현대 사회에서 실천하기 어렵고 설령 실천하게 되더라도 그 과정에서 부작용이 발생하기 쉽습니다. 다행히 서트인 유전자를 활성화할 수 있는 획기적인 방법이 있는데, 바로 서트푸드입니다. 서트푸드란 특정한 식물 화학물질이 풍부하게 함유된 식품으로, 이것을 섭취하면 우리 몸속에 있는 서트인 유전자가 움직입니다. 결과적으로 서트푸드를 먹으면 금식하거나 운동할 때와 비슷한 효과를 볼 수 있는데, 그 과정에서 지방 연소와 근육 생성, 건강 증진과 같은 이전에 없던 놀라운 혜택을 받을 수 있습니다.

요약

- 모든 사람은 고대부터 존재한 서트인 유전자를 가지고 있습니다.
- 서트인은 신진대사의 주 조절자로, 지방 연소와 건강 유지 기능을 조절합니다.
- 서트인은 세포가 가진 에너지를 감지합니다. 만약 세포의 에너지가 부족하면 이를 탐지하고 서트인이 활성화됩니다.
- 금식과 운동은 서트인 유전자를 활성화하지만, 둘 다 지속하기 어렵다는 단점이 있습니다.
- 서트푸드 섭취는 서트인 유전자를 활성화하는 새롭고도 획기적인 방법으로 금식과 운동을 대체할 수 있습니다.
- 서트푸드를 풍부하게 섭취하면 금식과 운동으로 얻는 것과 비슷한 효과를 볼 수 있고 원하는 몸매도 가질 수 있습니다.

②

지방과의 전쟁

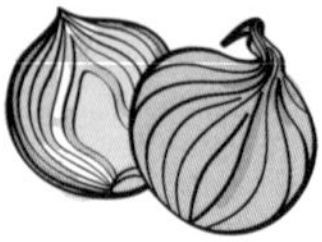

케이엑스에서 실험한 서트푸드 다이어트의 결과는 굉장히 인상적이었는데, 그것은 비단 참가자들이 얻은 체중 감량 때문만이 아닙니다. 더 중요한 것은 체중 감량의 유형입니다. 실험에 참가한 많은 사람들이 근육 손실 없이 체중을 감량했기 때문입니다. 심지어 일부 참가자들은 근육량이 더 늘어나기도 했습니다. 이것으로 우리는 하나의 결론에 도달했는데, 서트푸드 다이어트로 지방만 사라졌다는 사실입니다.

보통 지방을 없애려면 칼로리를 현저하게 줄이거나 강도 높은 운동을 하거나 아니면 둘 다 해야 하는 상당한 희생이 필요합니다. 하지만 우리 실험에 참가한 사람들은 서트푸드 다이어트를 하는 동안 운동량을 추가하지 않았고 이전과 동일한 수준을 유지했습니다. 또 참가자들 대부분은 배고픔을 느끼지 않았습니다. 심지어 한 참가자는 제공된 음식을 다 먹기 힘들어했습니다.

이것이 어떻게 가능할까요? 이 놀라운 발견은 서트인의 활동이 지방 세포에게 어떤 영향을 주는지 알면 이해될 수 있습니다.

날씬한 유전자

여기 각각 다른 양의 서트-1을 주입한 생쥐 두 그룹이 있습니다. 참고로 서트-1은 서트인 유전자 중 하나로 지방 감량을 주도합니다. 실험 결과, 높은 수치의 서트-1을 주입한 생쥐 그룹은 더 날씬해졌고 신진대사도 활발했습니다. 반면 서트-1이 부족한 다른 그룹의 생쥐들은 더 뚱뚱해졌고 많은 대사질환이 나타났습니다.

사람인 경우에도 결과는 비슷하게 나왔습니다. 과체중인 사람은 체지방에서 서트-1의 수치가 낮은 반면, 건강한 신체와 날씬한 체형을 가진 사람은 서트-1 유전자가 매우 높은 수치를 기록했습니다.

이것으로 우리는 날씬한 몸매를 유지할 때 서트인의 역할이 얼마나 중요한지 그리고 왜 서트인의 활동이 증가할 때 이러한 결과가 나타나는지 알 수 있었습니다. 바로 서트인 유전자가 가진 체중 조절 기능과 그 외 복합적인 혜택 때문이었습니다.

우리는 이 사실을 더 자세히 알아보기 위해 세포에서 어떤 일이 일어나야 체중이 증가하는지 연구해 보았습니다.

Case Study

케이트는 두 명의 어린 자녀를 둔 30대 중반의 주부입니다. 그녀의 체지방률은 25%가 약간 넘었지만 이는 '허용' 범주에 속합니다. 하지만 그녀는 임신으로 생긴 뱃살을 빼고 싶었습니다. 그래서 시간이 날 때마다 피트니스 센터에 가서 운동을 하고 두 어린 자녀를 돌보며 바쁘게 움직였습니다. 그럼에도 그녀의 몸무게는 줄어들지 않았습니다. 식단에도 별다른 문제가 없었습니다. 다만 그녀의 식습관을 살펴보면 그녀는 너무 많이 먹는 것이 아니라 너무 적게 먹을 때가 있었는데, 이것은 그녀가 아이들을 돌보느라 끼니를 자주 거르기 때문인 것으로 드러났습니다.

고심 끝에 그녀는 가장 쉽고 편한 서트푸드 다이어트를 시도했습니다. 결과는 환상적이었습니다. 서트푸드 다이어트를 시작한 그 주 후반에 케이트는 체중계에서 3kg이 빠진 것을 확인했습니다. 게다가 그녀의 근육은 450g이나 증가했고 체지방률은 22%로 줄었습니다. 이로써 그녀는 원하는 대로 '적합fit' 범주에 들어섰습니다.

지방 제거하기

편의상 이해를 돕기 위해 지방을 마약이라고 해 봅시다. 거리가 마약으로 넘치면 우리 몸은 지방으로 가득 차는 것과 같습니다. 또 막다른 골목에서 험악한 분위기를 조성하는 마약 밀매자들은 우리 몸을 살 찌우려는 반응들이라고 볼 수 있습니다. 하지만 진정한 악당은 마약 밀매자들이 아니라 그들에게 마약 거래를 지시하는 사람입니다. 이 사람은 지방으로 치면 PPAR-γ(peroxisome proliferator-activated receptor gamma)입니다. PPAR-γ는 지방을 합성하고 저장할 때 필요한 유전자를 작동시켜서 지방이 증식되는 전 과정을 지휘합니다. 따라서 지방 증식을 막으려면 PPAR-γ를 막아야 합니다.

우리는 악당을 제압하기 위해 영웅 서트-1을 투입합니다. 영웅이 악당을 가두면 배후에서 조종하는 자가 사라지게 되어 지방을 증식시키는 조직 전체가 무너집니다. PPAR-γ의 활동이 중단되면 서트-1은 거리를 청소하는 활동을 시작합니다. 이는 곧 지방의 저장과 생산을 막고 우리 몸에 있는 지나친 지방을 제거한다는 것을 의미합니다.

범죄 영화를 보면 영웅에게는 조수가 항상 있습니다. 영웅 서트-1의 조수는 우리 몸의 세포 속에 있는 PGC-1α(Peroxisome proliferator-activated receptor gamma coactivator 1-alpha)입니다. 여기서 PGC-1α는 미토콘드리아의 생성을 강력히 촉진합니다. 미토콘드리아는 각 세포 속에 존재하는 작은 발전소로 세포의 활동과 생존에 필요한 에너지를 생산합니다. 그래서 미토콘드리아를 많이 생성할수록 우리는 더 많은 에너지를 가지게 됩니다. PGC-1α는 미토콘드리아의 생성을 촉진할 뿐만 아니라 미토콘드리아가 에너지를 만드는 데 필요한 연료로 지방을 가져다줍니다. 정리하자면 서트-1은 지방 축적을 방지하고 PGC-1α는 지방 연소를 증가시키는 역할을 하는 것입니다.

Case Study

〈파이낸셜 타임스〉의 뷰티 칼럼니스트이자 〈보그〉와 〈포터〉 잡지의 작가인 캐슬린 베어드 머리는 요즘 유행하는 다이어트가 무엇인지 잘 알고 있습니다. 휴가를 맞이해 그녀는 서트푸드 다이어트를 비롯한 주요 트렌드 다이어트를 직접 시도해 보고 그 결과를 글로 썼습니다. 시간 제약 때문에 그녀는 7일이 아닌 6일 동안 서트푸드 다이어트를 했습니다. 그런데도 그녀는 3.1kg을 감량해 과체중에서 보통 체중 범위로 들어갔습니다. 그녀는 서트푸드 다이어트가 매우 인상적이었다고 말했습니다. 왜냐하면 서트푸드로 맛과 포만감을 동시에 느꼈기 때문입니다. 덕분에 새로운 에너지를 얻어서 활기가 넘친다고 전했습니다.

지방을 에너지로 바꾸는 서트-1

앞서 서트-1이 백색지방조직white adipose tissue, WAT을 어떻게 감량하는지 살펴보았습니다. 지방은 체중 증가와 관련 있습니다. 그 중에서도 백색지방조직은 지방 연소를 막아 지방 축적을 촉진하고 결국 우리 몸을 과체중으로 만들어 온갖 염증성 화학물질을 분비합니다. 이것은 체중 증가가 처음에 천천히 일어나다가 나중에 눈덩이처럼 빠르게 불어나는 이유이기도 합니다.

이와 정반대로 작용하는 갈색지방조직brown adipose tissue, BAT이 있습니다. 갈색지방조직은 우리 몸에 유익한 것으로, 에너지원으로 사용되거나 포유류가 대량의 열에너지를 발산할 때 소진됩니다. 작은 포유류 동물이 추위를 견딜 수 있게 하는 발열효과는 갈색지방조직의 매우 중요한 기능입니다. 인간의 경우 아기들이 상당량의 갈색지방조직을 가지고 있는데, 출생 후 그 양이 빠르게 줄어들어 성인이 되면 매우 적은 양만 남게 됩니다.

서트-1과 백색지방조직이 만나면 서트-1이 백색지방조직 안에 있는 유전자를 깨워서 갈색지방조직이 가진 이른바 갈변 효과browning effect를 일으킵니다. 이 효과는 지방 축적을 막고 지방을 우리가 사용할 수 있는 에너지로 바꿔 줍니다.

결과적으로 서트인 유전자가 활성화되면 비만 세포를 자극해

지방을 녹입니다. 또, 서트인은 체중 조절과 관련된 호르몬에도 긍정적인 영향을 줍니다. 그 호르몬이 바로 체내에서 혈당을 낮추는 역할을 하는 인슐린입니다. 서트인이 활성화되면 이러한 인슐린의 활동을 증가시킵니다. 그리하여 인슐린의 기능을 떨어뜨리는 인슐린 저항성을 막고 결과적으로 체중이 증가하지 않도록 합니다. 또한 서트-1은 신진대사를 촉진하고 지방 연소율을 높이는 데 중심적인 역할을 하는 갑상선 호르몬의 활동도 강화합니다.

Case Study

제임스는 30대 후반의 바쁜 사업가입니다. 그는 너무 바쁜 나머지 체중 관리를 전혀 하지 않아 결국 92kg이 넘는 비만이 되었습니다. 당뇨병 가족력이 있는 제임스는 자신도 당뇨병에 걸릴까 봐 걱정이 되었습니다. 그래서 틈틈이 시간을 내서 운동을 했지만, 그의 체중은 점점 늘어만 갔습니다.

제임스는 서트푸드 다이어트를 하고 7일 만에 3.3kg을 감량했습니다. 아직 정상 체중에 속한 것은 아니지만, 이것만으로도 그는 살뺄 수 있다는 믿음을 가지게 되었습니다. 체중은 그가 어쩔 수 없는 부분이 아니라 통제할 수 있는 영역이라는 것을 깨달았기 때문입니다. 더 좋은 소식은 그의 공복 혈당 수치가 크게 낮아졌다는 것입니다. 덕분에 제임스는 당뇨병에 걸릴 위험에서 벗어나게 되었습니다.

식욕 조절

우리는 실험에서 이해가 안 되는 것이 한 가지 있었습니다. 바로 칼로리를 줄였음에도 실험 참가자들이 배고픔을 느끼지 않았다는 것입니다. 게다가 몇몇 참가자들은 제공된 음식을 다 먹는 것도 힘들어했습니다.

서트푸드 다이어트의 장점 중 하나는 장기적으로 과도한 금식을 하지 않아도 금식으로부터 얻는 혜택을 똑같이 누릴 수 있다는 겁니다. 우리는 서트푸드 다이어트의 초성공 단계에서 지방을 이중으로 자극하기 위해 적절한 금식과 강력한 서트푸드를 결합했습니다. 그래서 다른 모든 금식 요법처럼 우리는 이 기간에 참가자들이 배고픔을 느낄 것이라고 생각했습니다. 하지만 놀랍게도 배고파하는 참가자는 단 한 명도 없었습니다.

대대적인 조사를 통해 우리는 그 이유를 알아냈습니다. 보통 금식을 하면 뇌의 시상하부에 있는 서트-1의 활동이 감소합니다. 그 결과 식욕이 증가하고 에너지 사용량이 감소합니다. 이것은 우리가 금식을 할 때 흔히 겪는 모습들입니다. 일정 기간 금식을 하면 배고픔이 느껴지고 몸의 활력이 떨어집니다. 하지만 서트푸드를 섭취하면 서트인 유전자가 활성화되고 금식을 해도 시상하부에 있는 서트-1의 활동이 유지됩니다. 그 결과 참가자들이 허기를 느끼지 않음으로써 금식으로 인한 부작용이 발생하는 것을 막을 수 있었던 겁니다. 대부분의 실험 참가자들이 육체적으로나 정신적으로 피곤한 라이프스타일을 가졌음에도 에너지가 떨어지지 않았던 이유 역시 이것으로 설명이 가능합니다. 실제로 많은 참가자들은 에너지가 증가했다고 말했습니다.

흥미롭게도 과학자들은 노년기에 고지방 고열량 식품을 섭취하면 시상하부의 서트-1이 감소된다고 밝혔습니다. 이 사실은 우리가 왜 노년에 더 쉽게 살이 찌고 에너지가 떨어져 무기력함을 느끼는지 알려 줍니다.

서트푸드는 우리의 미각에도 영향을 미칩니다. 나중에 살펴보겠지만 우리는 일반식보다 서트푸드를 먹을 때 더 많은 즐거움과 만족감을 느낍니다. 이것은 우리가 만족감을 얻기 위해 과식하지 않게 된다는 것을 의미합니다.

일반인은 물론 다이어트에 가장 많은 관심을 갖고 있는 사람들에게도 서트인은 생소한 개념일 것입니다. 서트인 유전자는 모든 성공적인 다이어트의 핵심 비결입니다. 대부분 앉아서 생활하는 현대인들에게 과도한 음식은 서트인의 활동을 가장 빨리 정지시키는 지름길입니다. 그 결과 우리는 주변에서 비만, 당뇨 등 각종 만성질환으로 고생하는 사람들을 쉽게 볼 수 있습니다.

하지만 여러분들에겐 좋은 소식이 있습니다. 적어도 이 책을 읽는 여러분들은 서트인이 무엇인지, 서트인이 지방을 어떻게 연소시키는지, 또 가장 중요하게는 서트인을 활성화시키는 방법이 무엇인지 알게 되었습니다.

Case Study

앤서니 오고고는 영국의 올림픽 메달리스트이자 프로 미들급 복싱 선수입니다. 그는 수술 후 1년간 서트푸드 다이어트로 체중 조절을 한 것에 대해 이렇게 말했습니다.

"에이든과 글렌을 처음 만났을 때 내 체중은 82kg이었습니다. 하지만 프로 미들급 경기에 출전하려면 72.5kg을 만들어야 했죠. 많은 복싱 선수들이 체중 감량을 위해 임시방편을 씁니다. 하지만 그건 그때뿐이죠. 나는 그런 방법을 사용하고 싶지 않았습니다. 대신 좀 더 지속적이고 효과적으로 체중을 감량하고 싶었습니다. 근육보다 지방을 줄이는 것을 목표로 해서 전보다 더 날렵하고, 강하고, 에너지 넘치는 나를 원했습니다. 서트푸드 다이어트 덕분에 나는 매우 빠르게 체중을 감량할 수 있었고 어느 때보다 좋은 컨디션으로 링에 입장할 수 있었습니다."

요약

- 서트푸드 다이어트를 하면 지방이 연소되면서 없어집니다. 서트인 유전자에는 우리를 날씬하게 할지 아니면 살찌게 할지를 결정하는 힘이 있기 때문입니다.
- 서트-1을 활성화하면 PPAR-γ를 억제해서 지방이 생성되거나 저장되는 것을 막을 수 있습니다.
- 또한 서트-1은 PGC-1α를 작동시키는데, 이것은 우리 세포 속에 있는 에너지 공장에서 지방 연소를 증가시킵니다.
- 서트-1을 활성화하면 비만 세포의 움직임을 바꿔서 지방을 에너지로 사용하게 합니다.
- 서트푸드 다이어트를 하면 배고픔을 느끼지 않는데, 이것은 서트푸드가 뇌의 식욕 조절을 돕기 때문입니다.

③

근육의 주 조절자

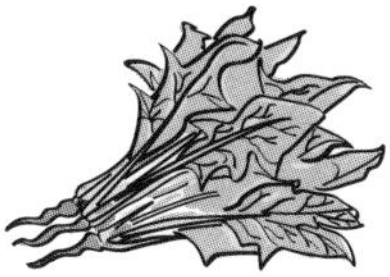

실험 결과에서 흥미로웠던 부분은 참가자들의 근육 총량이 줄지 않았다는 것입니다. 심지어 어떤 참가자들은 근육량이 늘기도 했습니다. 실험에서 참가자들이 평균적으로 얻은 근육량은 약 450g이었고, 일부 참가자들은 900g가량 근육량이 증가한 것으로 나타났습니다. 이것은 완전 예상 밖의 결과였습니다. 보통 칼로리를 제한할 때 지방이 감량되면 근육도 손실됩니다. 신체에 공급되는 에너지가 줄어들면 세포가 성장 모드에서 생존 모드로 전환해 근육 속의 단백질을 연료로 사용하기 때문입니다.

서트인과 근육량

우리 몸에는 근육의 보호자 역할을 하고 스트레스 상황에서 근육이 파괴되는 것을 막는 유전자 그룹이 있습니다. 바로 서트인 유전자입니다. 그중에서도 서트-1은 강력한 근육 파괴 억제제입니다. 이것이 활성화되면 금식을 해도 몸의 근육이 파괴되지 않고, 세포가 연소할 때 근육이 아닌 지방을 연료로 삼습니다.

하지만 서트인이 주는 혜택은 근육량 유지에서 끝나지 않습니다. 이 유전자는 우리의 골격근 양도 증가시킵니다. 이 현상을 이해하려면 줄기세포에 대해 알아야 합니다. 근육 속에는 특별한 유형의 줄기세포가 있습니다. 바로 근육의 성장과 재생을 제어하는 '위성 세포satellite cells'입니다. 이 세포는 평상시에 가만히 있다가 근육이 손상되거나 스트레스를 받으면 활성화됩니다. 이것은 우리가 웨이트 트레이닝을 할 때 근육이 더 커지는 이유이기도 합니다. 만약 위성 세포가 활동하지 않으면 근육은 제힘으로 발달하거나 재생할 수 없습니다. 이 문제는 서트-1로 해결할 수 있습니다. 서트-1이 활성화되면 위성 세포를 자극해 근육의 성장과 회복을 촉진시키기 때문입니다.

서트푸드 vs 금식

그렇다면 다음과 같은 질문이 하나 생깁니다. 만약 서트인의 활동이 근육량을 증가시킨다면, 왜 금식을 할 때 근육량이 감소하는 걸까요? 금식도 서트인 유전자를 활성화하는데 말입니다. 이것이 곧 금식이 갖는 주요 단점입니다.

모든 골격근은 동일하게 형성되지 않습니다. 골격근은 타입1, 타입2 이렇게 두 가지 유형으로 나뉩니다. 타입1 근육은 보다 긴 시간이 필요한 활동에 사용됩니다. 반면 타입2 근육은 시간이 짧은 활동에 강렬하게 쓰입니다. 그런데 금식은 타입1 근육의 섬유질에 대해서만 서트-1을 활성화시키고, 타입2 근육에 대해서는 그렇지 않습니다. 따라서 금식을 하면 타입1 근육의 섬유질은 유지되고 심지어 눈에 띄게 증가하지만, 타입2 근육의 섬유질은 급격히 감소하는 것입니다. 이 말은 곧 세포의 지방 연소가 느려지고 대신 에너지 공급을 위해 근육을 연료로 사용한다는 의미입니다.

금식으로 타입2 근육의 섬유질이 줄어드는 것은 근육에 양날의 칼로 작용합니다. 타입2 근육의 섬유질은 우리 몸의 대부분을 차지합니다. 그래서 타입1 근육량이 늘어나도 타입2 근육이 줄어들면 전체적으로는 상당한 양의 근육 손실이 나타납니다. 근육이 파괴되는 것을 멈춰야 심미적으로 우리의 몸매가 멋있어질 뿐만 아니라 지방 연소의 촉진에도 도움이 됩니다. 그러려면 금식으로 인한 타입2 근육 섬유질의 서트-1 활동이 줄어드는 것을 막아야 합니다.

이 내용을 하버드 의대 연구생들이 생쥐를 이용해 실험했습니다. 생쥐가 금식하는 동안 타입2 근육의 섬유소에 있는 서트-1을 자극했더니, 근육이 연소되는 신호가 바뀌고 결과적으로 근육 손실이 발생하지 않았습니다.

연구자들은 한 단계 더 나아가서 생쥐들을 굶기지 않고 먹이를 줄 때 근육에 대한 서트-1의 활동을 증가시키면 어떤 효과가 나타나는지 살펴보았습니다. 놀랍게도 근육의 성장이 매우 급속도로 일어난다는 사실이 밝혀졌습니다. 서트-1의 활동을 증가시키자 단 일주일 만에 근육량이 20%나 증가한 것입니다.

이러한 발견은 우리가 실험한 서트푸드 다이어트의 결과와 매우 유사합니다. 풍부한 서트푸드 다이어트 식단으로 서트-1의 활동을 증가시켰을 때 참가자들 대부분은 근육 손실을 보이지 않았고, 오히려 약간의 금식으로 근육량이 증가하는 결과를 얻었습니다.

Case Study

복싱 홍보회사 헤이메이커를 운영하는 데이비드 헤이는 전 복싱 헤비급 세계 챔피언입니다. 한동안 어깨 부상 때문에 3년간 링을 떠나 있었던 그는 다시 월드 챔피언 타이틀전에 복귀하려고 모든 준비를 마쳤습니다.

데이비드는 세계에서 재능 있는 선수 중 한 명으로 꼽히지만, 헤비급 경기에서 종종 그보다 근육량이 10~20kg 정도 많은 상대를 만납니다. 게다가 부상으로 오랫동안 활동하지 않아서 그는 다른 복싱 챔피언 선수들보다 지방이 10kg이나 많았습니다.

따라서 링으로 복귀하려면 지방을 줄이고 근육량을 늘리는 것이 급선무였습니다. 채식주의자인 그는 서트푸드 다이어트를 그 방법으로 선택했고 결과는 바로 나타났습니다.

다음은 데이비드가 한 말입니다.

> "서트푸드는 내가 가진 최고의 선물입니다. 나는 서트푸드로 이전에는 상상할 수 없었던 체성분과 웰빙을 얻었습니다. 그 결과 헤비급 세계 챔피언 타이틀을 탈환할 수 있는 기반을 마련했죠. 나는 늘 채식을 즐기는 편인데, 서트푸드는 채소가 얼마나 강력한 힘을 가졌는지 그리고 우리가 왜 채소를 먹어야 하는지 그 이유를 분명히 보여 주고 있습니다. 누군가 내게 훌륭한 몸매를 얻을 수 있는 방법이 무엇이냐고 묻는다면, 내 대답은 '서트푸드를 드세요' 입니다."

근육을 젊게 유지하기

서트-1 유전자가 주는 혜택은 근육의 크기에 국한되지 않습니다. 서트-1은 근육의 기능도 향상시킵니다. 보통 근육이 노화하면 서트-1을 활성화하는 근육의 능력이 감소합니다. 이로 인해 운동으로부터 얻는 혜택은 줄어들고, 프리 라디칼(free radical. 짝을 잃은 활성 전자라는 의미로, 불안정한 특성을 갖고 있어 다른 세포나 기관에 유해한 영향을 끼친다 • 편집자 주)과 염증으로 인해 세포가 손상을 입게 됩니다. 결과적으로 근육 손상은 산화 스트레스(oxidative stress. 세포가 산화되어 세포 내의 단백질, 지질, 핵산에 손상을 입히는 것 • 편집자 주)를 유발합니다. 이로 인해 근육은 점점 쇠퇴하고 약해져 금방 피로를 느끼게 됩니다. 하지만 서트-1의 활성화 수준을 높인다면 근육이 노화로 인해 쇠약해지는 것을 막을 수 있습니다.

실제로 서트-1을 활성화하면 흔히 노화와 함께 진행되는 근육량 감소와 근육 기능의 쇠퇴를 막을 수 있습니다. 또 우리 몸의 뼈가 손실되지 않게 해 '만성전신염증chronic systemic inflammation'도 예방할 수 있습니다. 결과적으로 서트-1만 있으면 여러 건강상의 혜택을 얻을 수 있는 것입니다.

이러한 혜택은 노인에게만 적용되는 것이 아닙니다. 우리 몸은 25세부터 노화가 시작됩니다. 체중과 다르게 근육은 천천히 감소하는데, 40세가 되면 몸에 있는 10%의 근육이 사라지고 70세가 되면 그 수치가 무려 40%까지 올라갑니다. 하지만 서트인 유전자를 자극함으로써 이 모든 것을 예방하고 거꾸로 되돌릴 수 있다는 증거가 점점 나오고 있습니다.

서트인 유전자는 근육의 손실과 성장 그리고 기능 전반에 대해서 중심적인 역할을 합니다. 최근에 저명한 의학 저널 〈네이처〉에서 서트인을 근육 성장의 주 조절자로 묘사했습니다. 그것은 서트인이 활성화되면 근육 손실을 막을 수 있을 뿐만 아니라 질병도 낫게 되고 사망 확률도 줄어들게 되며 궁극적으로는 삶의 질이 향상된다는 의미입니다.

이처럼 서트인 유전자가 근육에 어떤 영향을 미치는지 알게 되자, 우리는 케이엑스에서 했던 서트푸드 다이어트의 실험 결과가 더는 놀랍게 느껴지지 않았습니다. 서트푸드를 먹으면 체중이 감량되고 동시에 근육도 늘릴 수 있다는 것을 이해했기 때문입니다.

그러나 이것은 시작에 불과합니다. 아직 설명하지 않은 서트푸드의 혜택이 남아 있기 때문입니다. 다음 장에 이어서 설명하겠습니다.

요약

- 서트푸드 다이어트 실험 결과, 참가자들의 체중이 줄어든 반면 근육량은 유지되거나 증가했다는 사실을 발견했습니다.
- 서트인을 활성화하면 근육이 손실되는 것을 막고 근육의 재생도 촉진할 수 있습니다.
- 서트-1을 활성화하면 노화를 비롯한 근육 손실 문제를 예방할 수 있습니다.
- 서트인 유전자를 활성화하면 더 날씬해질 뿐만 아니라 나이가 들어서도 건강함을 유지할 수 있습니다.

4

경이로운 웰빙

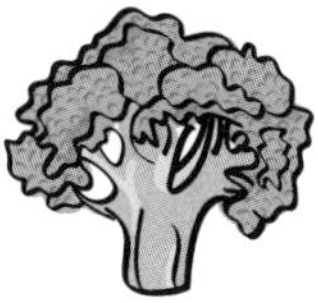

우리는 비만과의 싸움에서 지고 있습니다. 여전히 비만율은 폭발적으로 증가하고 비만과 관련된 각종 질병 발생률도 상승하고 있습니다. 현재 3명 중 1명은 심장질환을 앓고 있고 10명 중 6명은 고혈압이 있는 것으로 나타났습니다. 또 10명 중 1명은 당뇨병이 있고 10명 중 4명은 당뇨병에 걸릴 위험이 높습니다. 50세가 넘은 여성 2명을 보게 된다면 적어도 둘 중 한 명은 골다공증을 앓고 있을 확률이 높습니다. 그리고 5명 중 2명은 훗날 암 선고를 받게 될 것입니다. 지금 당신이 책을 읽고 있는 동안 미국에서는 새로운 알츠하이머 환자가 생겨나고 있습니다. 현대의학의 놀라운 발전에도 불구하고 우리 사회는 여전히 질병으로 고생하고 있습니다. 통계에 의하면 사망 원인의 70%는 만성질환이라고 합니다. 이제는 달라져야 합니다. 이 상황을 빠르게 타개할 새로운 방법이 필요합니다.

그 대안은 앞서 살펴본 것처럼 서트푸드가 될 수 있습니다. 서트푸드는 고대부터 존재한 우리 몸속의 서트인 유전자를 활성화시켜서 지방을 태우고 우리 몸을 건강하게 만듭니다. 따라서 서트푸드의 중요성은 체성분뿐만 아니라 웰빙의 모든 측면에서 더욱 커지고 있습니다.

장수와 웰빙을 가능하게 하는 서트인

나이가 들면 몸이 아픕니다. 이는 서트인 유전자의 활동이 감소해서 그럴 가능성이 큽니다. 예를 들어 서트인이 활성화되면 심장 건강에 좋은데, 서트인이 심장 세포의 근육을 보호하고 근육의 기능을 향상시키기 때문입니다. 게다가 콜레스테롤이 쌓이는 것을 방지해 지방이 침착되어 혈관이 좁아지는 '죽상경화증atherosclerosis'도 예방합니다.

당뇨병은 어떨까요? 활성화된 서트인은 인슐린 분비량을 증가시켜 인슐린이 더욱 효과적으로 기능할 수 있게 합니다. 또 당뇨병 치료제로 가장 유명한 메트포르민metformin은 사실 서트-1의 효과에 의존하고 있습니다. 현재 모 제약회사는 메트포르민에 서트인을 활성화하는 천연 물질을 결합하는 기술을 개발하고 있습니다. 그런데 이 기술이 동물을 대상으로 한 실험에서 기존 메트포르민의 용량을 83%나 줄일 수 있는 대단한 결과를 기록했다고 합니다.

서트인은 뇌와도 관련이 깊습니다. 서트인의 움직임이 활발하면 뇌의 커뮤니케이션 신호가 개선되고 인지 기능이 강화돼 뇌의 염증을 감소시킵니다. 반대로 서트인의 활동이 둔해지면 뇌에 손상을 입히는 아밀로이드 베타amyloid-β와 타우 단백질tau protein이 쌓입니다. 이 두 가지는 보통 서트인의 활동이 적은 알츠하이머 환자들의 뇌에서 볼 수 있습니다.

다음으로 뼈입니다. 조골造骨세포는 뼈에 있는 특별한 유형의 세포인데 뼈의 생성을 담당합니다. 그래서 조골세포가 많아질수록 골격은 더욱 강해집니다. 서트인 유전자는 이러한 조골세포의 생성을 촉진할 뿐만 아니라 뼈의 생존율도 증가시킵니다. 따라서 서트인을 활성화하는 것은 뼈 건강에 필수 조건입니다.

서트인 유전자 연구에서 암은 조금 논란이 있는 분야이지만,

서트인을 활성화하면 암 종양을 억제하는 데 도움이 된다는 최신 연구 결과가 있습니다. 확실한 것은 연구를 더 진행해야 알겠지만, 뒤에 나오는 내용을 보면 서트푸드를 가장 많이 섭취한 문화권에서 암 발병률이 가장 낮은 것으로 나타났습니다.

이처럼 서트인 유전자에는 심장병, 당뇨병, 치매, 골다공증 그리고 어쩌면 암까지 예방할 수 있는 힘이 있습니다. 전통적으로 서트푸드가 주식인 문화권에서는 우리가 상상할 수 없는 수준의 장수와 웰빙을 경험하고 있습니다.

그렇다면 결론은 한 가지입니다. 세계에서 가장 강력한 서트푸드를 식단에 추가하고 이를 평생 식습관으로 만든다면, 그토록 원하는 몸매를 가질 수 있을 뿐만 아니라 웰빙까지 누릴 수 있다는 것입니다.

Case Study

데이비드 카는 벤 에인즐리 경이 이끄는 영국의 요트 팀 '랜드로버 바'의 프로 운동선수입니다. 그는 영국 대표로 권위 있는 국제 요트 경기인 아메리카 컵에 출전해 사상 처음으로 우승했습니다.

데이비드는 다른 운동선수들처럼 훈련하면서 보충제와 건강한 음식을 먹었습니다. 하지만 아무리 건강한 음식을 먹고 열심히 훈련해도 그는 다른 선수들에 비해 뚱뚱했습니다. 또 그는 혈당과 콜레스테롤 및 기타 지방 수치가 높아서 대사질환에 걸릴 위험이 높았습니다.

매일 아침 서트푸드가 함유된 녹즙과 식단을 섭취한 결과 그는 104kg에서 목표했던 93kg을 달성할 수 있었습니다. 무려 11kg이나 감량한 것입니다. 우려했던 체지방 비율도 절반인 7%까지 떨어졌습니다. 이러한 긍정적인 변화는 그의 혈액 검사에서도 나타났습니다.

다음은 데이비드의 혈액 검사 결과입니다.

- '나쁜' LDL 콜레스테롤 45% 감소
- '좋은' HDL 콜레스테롤 29% 증가
- 혈액 속에 있는 중성지방 80% 감소
- 혈당 감소로 당뇨병에 걸릴 확률이 정상 단계로 회복

서트푸드 덕분에 데이비드는 자신의 최고 기량으로 대회에 참가하게 되었을 뿐만 아니라 심장병 및 당뇨병에 대한 위험도 낮추게 되었습니다.

요약

- 현대 의학이 발전했음에도 불구하고 우리 사회는 여전히 비만과 싸우고 있습니다.
- 사망률의 70%는 만성질환 때문이고 이것은 대부분 서트인 유전자의 활동이 저조하다는 것을 의미합니다.
- 서트인을 활성화하면 주요 만성질환을 미연에 방지할 수 있습니다.
- 서트푸드를 먹으면 지구상에서 가장 건강하고 장수하는 사람들과 같은 수준의 웰빙을 누릴 수 있습니다.

⑤ 서트푸드

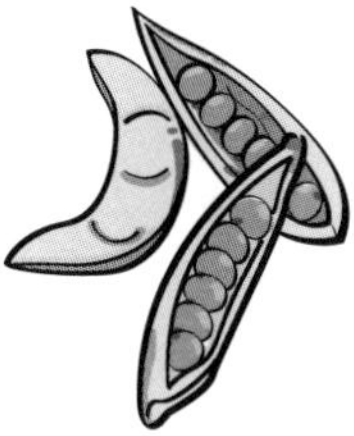

이제 우리는 서트인이 고대부터 있었던 유전자이며 지방을 태우고 근육을 만들어 신체를 건강하게 유지시킨다는 것을 알았습니다. 서트인이 활동을 시작하는 방법에는 칼로리 제한, 금식 그리고 운동이 있지만, 더 혁신적인 방법이 있습니다. 바로 음식입니다. 그중에서도 서트인을 활성화시키는 가장 강력한 음식을 우리는 서트푸드라고 부릅니다.

항산화제를 넘어서

서트푸드의 혜택을 제대로 이해하려면 지금까지와는 매우 다른 방식으로 과일이나 채소에 대해 고민하고 이 식품들이 왜 몸에 좋은지를 생각해 봐야 합니다. 우리는 이미 채소와 과일의 효능을 수많은 연구 결과로 익히 들어서 잘 알고 있습니다. 식물성 식품으로 구성된 식단을 먹으면, 여러 만성질환 예를 들어 심장 질환이나 암에 걸릴 위험이 줄어든다는 것을 말입니다. 대개 이런 질환들은 비타민과 미네랄 그리고 지난 10년간 건강 분야에서 유행어였던 항산화제를 보충해 예방할 수 있습니다. 그러나 이제부터는 전혀 다른 이야기를 하려고 합니다.

서트푸드는 우리가 잘 알고 자주 들은 각종 영양소와 아무런 관련이 없습니다. 물론 이 영양소들은 모두 중요한 것들이고 식단으로 반드시 섭취해야 합니다. 하지만 서트푸드에는 이와 다른 특별한 무언가가 있습니다. 이것을 이해하려면 사고의 전환이 필요합니다. 서트푸드가 우리 몸에 유익한 이유를 '프리 라디칼free radical이 입힌 피해를 서트푸드가 항산화제로 없애서' 또는 '서트푸드가 신체에 필수 영양소를 공급해서'가 아니라, '서트푸드에는 비교적 약한 독소가 들어 있어서'라고 생각해 봅시다. 현재 거의 모든 슈퍼푸드가 항산화제 함량을 기준으로 시장에서 공격적인 마케팅을 펼치고 있다는 것을 고려한다면 여러분들은 이게 무슨 말도 안 되는 소리냐며 실소할 것입니다. 하지만 이것은 살펴볼 가치가 충분히 있는 혁신적인 생각입니다.

당신을 죽이지 않는 것은 당신을 더 강하게 만든다

다시 서트인 유전자를 활성화하는 기존 방법인 금식과 운동을 떠올려 봅시다. 앞서 본 것처럼 많은 연구가 다이어트로 열량을 줄이면 체중 감량과 건강한 신체 그리고 수명 연장에 도움이 된다는 것을 말하고 있습니다. 다음으로 운동은 몸과 마음에 엄청난 혜택을 주는데, 규칙적으로 운동하면 사망률이 극적으로 낮아진다는 결과가 이를 증명합니다. 여기에 금식과 운동이 갖는 공통점이 하나 있습니다. 그게 뭘까요?

정답은 스트레스입니다. 금식과 운동은 우리 몸에 가벼운 스트레스를 주어서 신체를 건강하게 만듭니다. 이 과정에서 스트레스가 주는 자극에 몸이 익숙해지면, 우리는 장기적으로 더 탄탄하고 날씬한 몸매를 얻게 됩니다. 이러한 적응 과정은 이제 여러분들이 다 아는 것처럼 서트인 유전자에 의해 조정됩니다. 우리 몸에 스트레스가 발생하면 서트인이 활성화되어 여러 유익한 변화들을 촉진하기 때문입니다.

이처럼 몸이 스트레스에 적응하는 과정을 호르메시스hormesis라고 합니다. 그리스어로 '자극한다'는 뜻을 가진 호르메시스는 스트레스나 독성 물질이라도 소량 투입하면 좋은 효과를 얻을 수 있다는 개념을 가지고 있습니다. 이것을 한 문장으로 표현하면 '당신을 죽이지 않는 것은 당신을 더 강하게 만든다'입니다. 이 개념은 금식과 운동의 작동 원리와 정확하게 일치합니다. 밥을 안 먹고 굶거나 운동을 지나치게 많이 하는 것은 건강에 해롭습니다. 따라서 이러한 극단적인 형태의 스트레스는 우리 몸에 안 좋습니다. 하지만 이 스트레스가 어느 정도 관리가 가능한 수준이라면 의외로 유익한 효과를 가져올 수 있습니다.

폴리페놀 섭취하기

이제부터 정말 흥미로운 이야기입니다. 살아 있는 모든 유기체는 호르메시스를 경험합니다. 식물도 예외가 아닙니다. 평소 우리는 식물이 인간은 물론이고 다른 살아 있는 유기체와 똑같다고 생각하지 않지만, 그렇지 않습니다. 식물도 화학적인 수준에서 우리가 환경에 반응하는 것과 유사한 반응을 보입니다.

이 사실은 진화의 관점에서 생각해 보면 가능한 이야기입니다. 모든 생명체는 탈수, 햇빛, 영양소의 결핍, 병원균의 공격과 같은 스트레스를 일반적인 환경에서 경험하고 대처하도록 진화했기 때문입니다.

식물이 스트레스에 반응하는 방법은 우리보다 훨씬 정교합니다. 한번 상상해 봅시다. 우리는 배가 고프거나 목이 마르면 음식을 먹고 물을 마십니다. 또 더우면 그늘을 찾고 공격을 받으면 도망칩니다. 그런데 식물은 움직일 수 없어서 이 모든 위협과 스트레스를 견뎌 내야만 합니다. 그 결과 식물은 지난 10억 년 동안 스트레스에 대처할 수 있는 정교한 반응 시스템을 발달시켰습니다. 식물이 스트레스에 대처하는 방법은 폴리페놀이라고 하는 방대한 천연 화학물질을 만들어내는 것인데, 폴리페놀은 식물이 환경에 적응해서 성공적으로 생존할 수 있게 합니다. 따라서 우리가 식물을 먹으면 우리도 이 폴리페놀이라는 영양소를 섭취하게 되는 것입니다. 폴리페놀의 효과는 매우 심오한데, 이 영양소는 우리 몸 안의 스트레스 반응 방식을 활성화합니다.

이렇게 우리가 식물이 가진 스트레스 대응 시스템을 이용하는 것을 제노호르메시스xenohormesis라고 합니다. 이것이 뜻하는 바는 다음과 같이 혁신적입니다.

식물이 가지고 있는 폴레페놀을 섭취하면 우리가 해야 할 힘든 일이 줄어듭니다. 앞서 '약간의 스트레스'는 오히려 우리 몸에 좋다고 했고, 그러한 '약간의 스트레스'는 금식이나 운동을 통해 얻을 수 있다고 했는데, 식물의 폴리페놀을 섭취하는 것은 '약간의 스트레스'를 주는 것과 같아 금식이나 운동이 필요 없게 되기 때문입니다. 즉 우리는 폴리페놀을 섭취함으로써 힘들게 금식이나 운동을 하지 않고도 우리 몸을 더 건강하게 만들 수 있는 겁니다.

> 참고로 야생에서 자라거나 유기농으로 재배된 식물은 공장에서 재배된 식물보다 생존을 위해 환경에 적응해야 할 필요성이 더 크기 때문에, 더 높은 수준의 폴리페놀을 함유하고 있어 우리에게 더욱 좋습니다.

서트푸드

모든 식물은 스트레스 대응 시스템을 가지고 있지만, 서트인 유전자를 활성화시킬 정도로 방대한 양의 폴리페놀을 생산하는 것은 오직 특정한 종류의 식물뿐입니다. 우리는 이 특정한 식물들이 만들어낸 음식을 서트푸드라고 부릅니다. 서트푸드의 발견은 곧 엄격한 금식이나 힘든 운동 대신 서트인 유전자를 효율적으로 활성화할 수 있는 새 방법을 찾았음을 의미합니다. 따라서 서트푸드가 풍부한 식단으로 다이어트를 하는 것이 좋습니다. 게다가 이 다이어트는 당신의 접시에서 음식을 덜어 내는 것이 아니라 추가하는 것도 가능하기 때문에 아주 혁신적인 방법입니다.

서트푸드 다이어트가 너무 단순하고 하기 쉬워서 분명 문제가 있을 것이라고 생각할지도 모르겠습니다. 뱃속에서 꼬르륵 소리가 날 때까지 굶거나 칼로리를 제한하는 현대의 다이어트 방식과는 완전 다르기 때문입니다. 일반 다이어트를 통해 초반에만 살이 조금 빠졌다가 요요 현상으로 다시 살이 찌기를 반복한 대부분의 사람들은 이 책이 또 하나의 거짓 약속, 끔찍한 다이어트를 소개하는 줄 알고 의심의 눈초리를 보낼 수도 있습니다. 그렇다면 이것 하나만 기억하십시오. 현대의 여러 다이어트가 연구된 역사는 고작 150년밖에 안 되지만, 서트푸드는 10억 년 전부터 자연에 의해 개발된 것임을 말입니다.

그래서 도대체 어떤 식품이 서트푸드인지 매우 궁금할 것입니다. 자, 여기 상위 20개의 서트푸드를 공개합니다.

	서트푸드	주요 서트인 활성화 영양소
1	홍고추	루테올린, 미리세틴
2	메밀	루틴
3	케이퍼	캠퍼롤, 퀘르세틴
4	잎을 포함한 셀러리	아피제닌, 루테올린
5	코코아	에피카테킨
6	커피	카페산, 클로로겐산
7	엑스트라버진 올리브오일	올레우로페인, 하이드록시타이로솔
8	녹차(특히 말차)	에피갈로카테킨 갈레이트
9	케일	캠퍼롤, 퀘르세틴
10	러비지(허브)	퀘르세틴
11	대추야자	갈산, 카페산
12	파슬리	아피제닌, 미리세틴
13	적치커리	루테올린
14	자색 양파	퀘르세틴
15	적포도주	레스베라트롤, 피세아타놀
16	루꼴라	퀘르세틴, 캠퍼롤
17	콩	다이제인, 포르모노네틴
18	딸기	피세틴
19	강황	커큐민
20	호두	갈산

요약

- 과일, 채소와 같은 식물성 식품이 단순히 비타민과 항산화제를 갖고 있어서 우리 몸에 좋다는 생각은 근본적으로 재고해야 합니다.
- 금식이나 운동처럼 식물은 세포에 가벼운 스트레스를 주는 천연 화학물질을 함유하고 있어서 우리 몸에 좋습니다.
- 식물은 움직일 수 없기 때문에 매우 정교한 스트레스 대응 시스템을 발전시켰고 폴리페놀을 생성해 환경으로부터의 도전에 적응합니다.
- 우리가 식물을 섭취할 때 얻는 폴리페놀은 금식과 운동이 갖는 효과와 유사하게 서트인 유전자를 활성화시킵니다.
- 가장 강력한 서트인 효과를 내는 식품을 서트푸드라고 합니다.

6

세계의 서트푸드

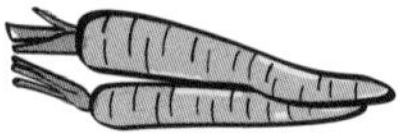

이제 우리는 고대부터 존재한 서트인 유전자가 왜 중요한지 또 서트푸드로 이것을 어떻게 활성화시키는지 모두 알게 되었습니다. 그렇다면 이 모든 것이 실생활에서 어떻게 작동할까요?

인간은 고대부터 생명의 영약을 찾는 일에 관심이 많았습니다. 역사에서 신과 황제에게만 허락된 특정한 음식을 먹고 새로운 능력, 강한 힘, 심지어 불멸까지 얻는다는 내용이 고대 종교 이야기와 신화에 심심찮게 등장합니다. 물론 대부분 설화에 그쳤지만 서트푸드의 발견은 신화가 현실이 될 수 있음을 보여 줍니다.

블루존에 입장하다

세상 어딘가에 '블루존Blue Zone'이라는 지역이 있습니다. 이곳 사람들은 우리가 흔히 먹는 일반 식단보다 서트푸드를 더 많이 먹습니다. 그래서인지 몰라도 다른 국가에 사는 사람들보다 더 오래 삽니다. 하지만 그보다 더 중요한 것은 따로 있습니다. 바로 블루존 사람들은 노년이 되어도 여전히 젊고 활력이 넘친다는 사실입니다. 블루존에서는 알츠하이머, 암, 당뇨병, 심장병, 골다공증과 같은 질병의 발생률이 현저히 낮습니다. 그곳에 가면 90세가 넘은 노인들이 걷고 춤추고 심지어 일하는 모습을 볼 수 있습니다. 그들은 체중 감량을 위해 특별히 신경 쓰지 않았습니다. 그들은 이미 세계에서 가장 날씬한 사람들이니까요. 그런데도 노년기에 에너지가 넘친다는 사실은 놀라울 따름입니다.

코코아를 먹어야 한다

이 현상을 더 잘 이해하기 위해 쿠나 아메리카 인디언의 토착지인 파나마의 산블라스 제도로 여행을 떠나 봅시다. 특이하게도 이 지역 사람들은 조기 사망률과 비만, 당뇨병, 암 발병률이 낮고 고혈압에 대한 면역력이 있는 것으로 나타났습니다. 21세기 초 한 연구팀은 쿠나 인디언의 건강 비결이 그들이 자주 마시는 음료수에 있다고 밝혔는데, 그 음료의 재료가 코코아였습니다. 알고 보니 코코아가 플라바놀flavanol 특히 에피카테킨epicatechin이라고 불리는 폴리페놀이 풍부한 서트푸드였던 것입니다.

그런데 쿠나 인디언의 건강 비결이 코코아의 플라바놀 때문이라는 것을 어떻게 발견했던 걸까요? 이것은 쿠나 인디언들이 파나마 시티로 이주하게 되면서 가공된 코코아만 마셨기 때문입니다. 연구자들은 플라바놀이 없는 가공된 코코아를 인디언들이 마시자 건강의 혜택이 사라진 것을 확인했습니다.

이 사례는 플라바놀이 풍부하게 함유된 코코아가 건강에 긍정적인 영향을 미친다는 수많은 증거 중 하나에 불과합니다. 임상 연구 결과 플라바놀이 풍부한 코코아는 혈압과 혈당을 조절하고 콜레스테롤 수치를 개선하는 것으로 나타났습니다. 또 한 논문에 의하면 당뇨병과 암에도 탁월한 효과가 있습니다. 기억력도 강화해 뇌를 젊게 유지한다고 합니다.

삶을 위한 향신료

'인도의 순금'이라고 알려질 정도로 귀중한 음식인 강황은 상처를 치유하고 염증 발생을 억제한다는 특징이 있습니다. 그래서 약 4000년 이상 아유르베다(Ayurvedic, 힌두교 의술)의 약으로 사용되었습니다. 이는 강황에 함유된 커큐민curcumin 때문입니다. 커큐민은 서트인 유전자를 활성화시키는 영양소입니다. 이로 인해 강황은 서트푸드 중 하나로 인정받았습니다.

인도는 전통적으로 강황을 향신료로 사용해 왔습니다. 이것은 인도의 암 발생률을 낮추는 데 크게 기여했습니다. 그런데 미국이나 영국으로 이주한 인도 사람들은 인도에 있을 때보다 암 발생률이 무려 50~70%까지 증가했습니다. 이는 이주하면서 인도의 전통 음식을 덜 먹게 되었기 때문입니다. 물론 개개인의 생활방식이 문제가 되었을 수도 있지만, 과학적인 증거들은 커큐민이 강력한 항암제라는 것을 말해 줍니다.

강황은 항암 효과 외에도 서트인 유전자를 활용해 다양한 건강 혜택을 제공합니다. 최근 연구에서 커큐민이 콜레스테롤 수치를 개선하고 혈당을 조절해 신체의 염증 수치를 줄인다는 결과가 나왔습니다. 또 강황은 무릎 골관절염에도 진통제 수준의 긍정적인 효과를 보였고, 당뇨병 초기 환자들이 하루에 1g의 강황을 먹었더니 기억력이 향상되기도 했다는 연구 결과도 있습니다.

커큐민은 우리 몸에 잘 흡수되지 않아서 효과가 한정적일 수 있습니다. 그러나 연구에 의하면 커큐민을 액체와 함께 요리하고 기름과 후추를 더하면 흡수율을 크게 증가시킬 수 있다고 합니다. 이것은 인도의 요리법과 완벽하게 어울리는데, 카레가 그렇습니다. 일반적으로 인도의 카레는 버터와 후추를 넣어서 만들기 때문입니다.

녹차와 함께하는 삶

녹차도 서트푸드에 속합니다. 4700년 전 중국의 신농 황제가 우연히 녹찻잎으로 음료를 만들어 마셨더니 원기를 회복하게 되었다고 알려져 있습니다. 구체적으로 녹차의 약효와 치유력이 밝혀진 것은 훨씬 나중의 일입니다.

아시아의 역설을 가장 잘 설명하는 것은 바로 녹차입니다. 일본은 엄청나게 높은 흡연율을 기록하면서도 세계에서 가장 낮은 심혈관계 질환과 폐암 발병률을 자랑합니다. 실제로 녹차를 마시면 관상동맥과 전립선, 위, 폐 그리고 유방에 있는 암 발병 위험을 낮출 수 있고, 이로 인해 조기 사망률도 낮아집니다.

또 녹차에는 발열 효과가 있어서 신체의 에너지 연소량을 증가시키고, 이로 인해 우리의 근육을 유지하고 지방을 감소할 수 있게 합니다. 일본의 오키나와는 100세 이상이 된 사람이 세계에서 가장 많이 사는 지역입니다. 연구자들은 오키나와 사람들의 높은 삶의 질이 우월한 유전자 때문이 아닐까 추측했습니다. 하지만 오키나와에 서구식 식단이 퍼지고, 그로 인해 비만률이 치솟고 심각한 질병들이 퍼지자 유전자에 대한 추측은 잘못된 것으로 드러났습니다. 결국 오키나와 사람들의 높은 삶의 질은 녹차와 녹색 잎채소, 콩, 허브, 향신료(특히 강황을 사용한)를 조합한 서트푸트 때문인 것으로 판명되었습니다.

지중해식 처방

진정한 서트푸드를 먹으려면 지중해로 여행을 떠나야 합니다. 이곳 사람들은 서트푸드를 일상적으로 섭취합니다. 그들은 항상 와인, 향신료, 잎채소, 베리, 견과류, 엑스트라버진 올리브오일을 먹습니다. 이 식단은 심혈관 질환을 크게 줄이고 알츠하이머 같은 퇴행성 뇌질환과 암으로 인한 사망률을 9%나 감소시킵니다.

스페인에서 심혈관 질환 고위험군에 속하는 7,400명의 사람들을 대상으로 '프레디메드Predimed'라는 지중해식 다이어트 실험을 진행한 적이 있습니다. 실험 결과 호두와 엑스트라버진 올리브오일을 주로 섭취한 사람들은 심혈관 질환 발생률이 약 30% 가량 감소했습니다. 이외에도 당뇨병 발병률은 30% 감소되었고 염증 수치도 크게 떨어졌습니다. 또 전반적인 두뇌 건강도 향상되어 기억력이 좋아지는 결과를 보여 주었습니다.

혹시 앞에서 설명한 비만 악당 PPAR-γ를 기억하시나요? 연구자들은 이 유전자와 서트푸드 간의 상관관계를 조사했습니다. 그 결과 어떤 사람들은 이 비만 악당에 매우 저항적인 반면 다른 사람들은 그렇지 않았습니다. 이 말은 두 사람이 똑같은 음식을 먹어도 한 사람은 살이 찐다는 뜻입니다. 하지만 서트푸드를 먹으면 이런 일이 일어나지 않습니다. 서트푸드가 풍부한 지중해식 음식을 먹은 사람들은 비만 확률이 낮다는 것입니다. 게다가 식단에서 칼로리를 줄이지 않았는데도 비만에 걸릴 위험은 40%나 줄었고 특히 복부 지방 감소가 눈에 띄었습니다.

결론은 이렇습니다. 세계에서 가장 건강하고 날씬한 사람들은 공통점이 하나 있습니다. 바로 많은 양의 서트푸드를 먹는다는 것입니다. 그들은 칼로리를 계산하거나 오랫동안 다이어트를 하지 않아도 날씬하고 탄탄한 몸매를 유지합니다. 이 사실은 우리에게 한 가지 아이디어를 주었습니다. 바로 지구상에서 가장 강력한 서트푸드들만 한데 모아서 이전에 없었던 새로운 다이어트를 만드는 것입니다. 근본적으로 건강과 체중 감량에 혁명을 가져오는 방법으로 말입니다.

요약

- 비만과 만성질환이 만연한 서구 사회와 다르게 이러한 질병에 면역력을 가진 '블루존'이 있습니다.
- 블루존에 사는 사람들이 가진 한 가지 공통점은 그들의 식단이 풍부한 서트푸드로 구성되었다는 사실입니다.
- 이에 대한 전통적인 사례로 쿠나 아메리카 인디언의 코코아 사랑, 인도 음식에 사용되는 강황, 일본인들이 좋아하는 녹차 그리고 전통적인 지중해 식단의 중심에 있는 엑스트라버진 올리브오일이 있습니다.
- 서트푸드 다이어트는 이 모든 서트푸드를 조합해 만든 건강한 체중 감량을 위한 세계 최고의 다이어트입니다.

2장

서트푸드 다이어트 방법

The SirtFood Diet

【일러두기】

• 2장에 나오는 모든 서트푸드는 동네 슈퍼나 대형 마트를 통해 쉽게 구할 수 있다. 단, 케이퍼와 아티초크는 온라인에서 구매하는 것이 좀 더 편리하다.

1

서트푸드 다이어트

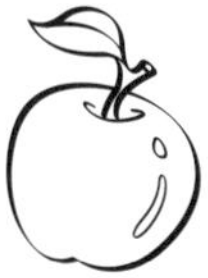

이제 여러분들은 서트인 유전자가 어떻게 지방을 태우고 근육을 유지하게 만드는지, 그리고 결과적으로 건강 증진에 얼마나 도움이 되는지도 알게 되었습니다. 또 우리는 세계에서 가장 건강하고 장수하는 사람들의 식단이 기본적으로 서트푸드로 구성돼 있다는 것도 배웠습니다.

이로써 모든 준비가 끝났습니다. 그렇다면 남은 것은 도대체 서트푸드 다이어트를 어떻게 하면 되는가입니다. 더 날씬하고 탄탄한 몸매를 위한 여정, 지금 시작합니다.

세계 최강의 다이어트

우리는 세상에서 가장 강력한 서트푸드만 모아서 이전에 없는 새로운 식단을 만들었습니다. 그 결과 가장 건강한 다이어트라고 알려진 세계 최강의 다이어트 방법이 탄생했습니다.

더 좋은 소식은 여러분들이 갑자기 오키나와 사람들의 전통 식단을 따라 하거나 이탈리아 어머니들처럼 요리 실력을 갖추지 않아도 된다는 것입니다. 사실 이건 완전히 비현실적일 뿐만 아니라 서트푸드 다이어트에서 불필요한 일입니다. 지금 한번 74쪽을 펴보시기 바랍니다. 아마 평소에 잘 아는 식품들이 서트푸드 목록에 있어서 깜짝 놀랐을 것입니다. 다는 아니더라도 분명 몇 가지 식품은 이미 먹고 있을 겁니다.

그런데도 여러분들의 체중은 왜 여전히 그대로인 걸까요? 그에 대한 답을 알려면 '내가 다양한 음식을 필요한 만큼만 먹고 있는지' 점검해 봐야 합니다.

필요량만큼 먹기

생각보다 서트푸드를 즐겨 먹는 사람들은 별로 없습니다. 한번은 연구원들이 미국인들의 식단을 조사했습니다. 서트인 유전자를 활성화하는 5가지 주요 영양소(퀘르세틴, 미리세틴, 캠퍼롤, 루테올린, 아피제닌)가 얼마나 들어 있는지 알아보기 위함이었습니다. 그 결과 한 사람당 일일 5가지 주요 영양소 섭취량이 고작 13mg에 불과한 것으로 나타났습니다. 그런데 일본인의 경우 이보다 5배나 높은 섭취율을 보였습니다.

서트푸드 다이어트는 서트인 유전자를 활성화하는 영양소의 섭취량을 평소의 50배나 증가시키는 혁명적인 방법입니다. 이는 전혀 과장이 아닙니다. 우리가 설계한 대로 따라 하면 바쁜 일상에서 쉽고 효과적으로 서트푸드를 섭취할 수 있기 때문입니다.

식물 vs 알약

어쩌면 "그냥 알약으로 먹으면 안 되나요?"라고 의문이 들 수도 있겠습니다. 알약 하나로 서트인 유전자를 활성화할 수 있다면 그것만큼 간편한 일이 또 없을 겁니다. 그래서 제약업계는 연구에 수십억 달러를 투자해 그 방법을 찾아보았습니다. 포도 껍질에서 레스베라트롤(폴리페놀의 일종으로 항암 및 항산화 작용을 하는 것으로 알려진 물질 • 편집자 주)을 추출한 것처럼 서트푸드에서 활성 성분을 추출하고, 서트인 유전자를 활성화하는 영양소와 같은 역할을 하는 인공 합성 분자를 개발했습니다. 그러나 갖은 시도를 했지만, 결국 성과는 없었습니다.

다이어트에는 두 가지 방법이 있습니다. 첫 번째는 자연이 주는 혜택을 그대로 취하는 것인데, 이 방법은 인간과 조화를 이루며 발전해 왔습니다. 두 번째는 자연을 탈취하는 것입니다. 후자는 단일 화합물을 분리하고 약리학을 이용해 처방하는 등 그동안 수도 없이 시행된 방법입니다. 하지만 두 번째 방법은 예상치 못한 부작용을 발생시키는 방법이며, 이를 해결하기 위해 영양 보충제를 섭취하게 만듭니다.

시너지의 힘

우리는 서트인 유전자를 활성화하는 영양소를 자연식품으로 섭취하는 것이 더 낫다고 믿습니다. 자연식품에는 이 영양소뿐만 아니라 수백 가지의 다른 식물 생리활성물질이 있어서, 최종적으로 긍정적인 시너지 효과를 발산하기 때문입니다. 그러므로 우리는 자연과 척을 지기보다 자연과 함께하는 길이 더 좋다고 생각합니다.

서트인 유전자를 활성화하는 영양소 중 하나인 레스베라트롤로 예를 들어 설명해 보겠습니다. 사실 레스베라트롤은 보충제의 형태로 섭취해도 잘 흡수되지 않습니다. 하지만 자연식품인 적포도주를 마시면 생체이용률(신체가 이용할 수 있는 양의 비율 • 편집자 주)이 보충제를 먹었을 때보다 무려 6배나 높아집니다. 게다가 적포도주에는 레스베라트롤 외에 서트인 활성 요소인 피세아타놀과 폴리페놀이 함유되어서 건강에 긍정적인 영향을 미칩니다. 이 사례만 보더라도 왜 단일 영양소만 섭취하는 것보다 자연식품을 먹는 것이 더 효과적인지 이해할 수 있을 것입니다.

더 놀라운 것은 우리가 복수의 서트푸드를 조합하면서부터였습니다. 이를테면 퀘르세틴이 풍부한 서트푸드를 추가하면 레스베라트롤이 함유된 식품의 생체이용률이 훨씬 강화되었습니다. 심지어 두 영양소는 서로의 활동을 보완해 주었습니다. 둘 다 지방을 억제하지만 작용하는 방식에 있어서 차이가 있었습니다. 레스베라트롤은 현존하는 지방 세포를 파괴하는 반면, 퀘르세틴은 새로 생성된 지방 세포가 형성되지 않도록 예방하는 데 탁월했습니다. 한 가지 식품만 섭취할 때보다 다른 식품과 조합할 때, 지방을 효과적으로 제거하게 되는 것입니다.

또 서트인 활성화 물질인 아피제닌은 퀘르세틴의 흡수율을 높이고 그 활동을 강화합니다. 그리고 퀘르세틴은 에피갈로카테킨 갈레이트(폴리페놀의 일종으로 염증을 줄이고 세포 손상을 막아주는 역할을 한다고 알려져 있다 • 편집자 주)와 만나면 상승 효과를 나타내는 것으로 확인되었습니다. 다시 에피갈로카테킨 갈레이트는 커큐민과 함께하면 시너지 효과를 냈습니다. 이러한 패턴은 반복적으로 일어납니다. 이처럼 하나의 자연식품은 단일 영양소보다 강력하고, 여러 자연식품을 한데 묶으면 그 효능은 엄청나게 커집니다. 이러한 작동 기제를 넘어서려는 시도는 완전히 불가능합니다.

우리는 최대한 체중 감량을 높이기 위해 가장 강력한 20개의 서트푸드만으로 다이어트 식단을 만들었지만, 이외에 함께 섭취하면 좋을 다른 건강 식품들이 있습니다. 그중 일부는 우리가 선택한 서트푸드의 효과를 배로 강화합니다.

예를 들어 류신leucine이라고 불리는 식이 단백질은 서트푸드의 영양소와 시너지를 발휘해 그 효과를 증폭시킵니다.

마찬가지로 생선 기름, 특히 오메가3는 여러분들이 잘 알다시피 건강에 아주 유익합니다. 최근 연구에 따르면 오메가3가 서트인 유전자의 활동에 좋은 영향을 미친다는 결과가 나왔습니다. 이것으로 오메가3의 위력을 다시 한번 느끼고 또 서트푸드 다이어트의 효과를 높일 수 있는 식품이 우리 주변에 가까이 있다는 것을 알게 되었습니다. 이 놀라운 시너지 효과를 활용하면 서트푸드 다이어트가 얼마나 강력한지 확인하게 될 것입니다.

미각의 혁명

기존 다이어트의 근본적인 문제는 굉장히 맛없는 식사를 해야 한다는 것입니다. 이는 우리가 음식으로부터 얻는 즐거움을 없애고 대신 불만을 품게 합니다. 이런 까닭에 우리는 여러분이 몸무게를 줄이는 동안에도 음식의 기쁨을 누리게 하는 것이 중요했습니다. 그래서 서트푸드의 효능을 강화하는 식품, 즉 단백질 및 오메가3의 공급원이 되는 음식들이 맛에 대한 우리의 욕구를 충족시킬 수 있다는 사실을 알고 기뻤습니다. 따라서 서트푸드 다이어트는 맛과 건강 두 마리 토끼를 동시에 잡는 윈윈 전략입니다.

이것이 어떻게 가능할까요? 우리 입속의 미뢰味蕾, taste bud는 음식의 맛이 어떠한지, 그 결과 얼마나 만족스러운지를 7개의 미각수용기로 결정합니다. 역사적으로 인간은 음식으로부터 최대의 영양분을 공급받기 위해 미각수용기를 자극하는 맛을 찾게끔 진화했습니다. 그리고 음식이 미각수용기를 자극할수록 우리는 더 큰 만족감을 얻게 됩니다. 이를 고려해 서트푸드 다이어트는 모든 미각수용기에 최대한 많은 자극을 제공하는 식단으로 이루어졌습니다. 여러분들이 다이어트를 하는 동안 궁극의 행복을 느낄 수 있도록 말입니다. 구체적으로 서트푸드 식단과 7가지 미각을 연결시키면 다음과 같습니다. 단맛(딸기, 대추야자), 짠맛(셀러리, 생선), 신맛(딸기), 쓴맛(코코아, 케일, 치커리, 엑스트라버진 올리브오일, 녹차), 알싸한 맛(홍고추, 엑스트라버진 올리브오일), 떫은맛(녹차, 적포도주) 그리고 감칠맛(콩, 생선, 고기)입니다.

지금까지 설명한 것으로 우리는 두 가지 사실을 알 수 있습니다. 하나는 서트인 유전자를 활성화하는 식품의 특성이 강할수록 우리의 미각은 더 큰 만족감을 얻는다는 것입니다. 다른 하나는 서트푸드가 우리의 식욕을 더 빨리 만족시켜서 먹고 싶은 욕구가 줄어든다는 겁니다. 이 두 사실은 우리가 왜 서트푸드로 다이어트를 할 때 평소보다 더 빨리 배가 기분 좋게 불러오는지를 잘 설명합니다.

일례로 천연 코코아는 본디 쓴맛이 납니다. 그런데 서트인을 활성화하는 플라바놀을 제거해 가공식품으로 만들면, 밋밋하고 특징이 없는 달콤한 초콜릿 과자가 됩니다. 당연히 이때 천연 코코아가 주는 건강상의 혜택은 사라진 상태입니다.

올리브오일도 마찬가지입니다. 최소한으로 가공된 형태인 엑스트라버진 올리브오일은 뚜렷한 풍미와 목 뒤로 느껴지는 상쾌하고 알싸한 맛이 특징입니다. 하지만 정제된 올리브오일은 그렇지 않습니다. 또 홍고추는 먹기 편하게 덜 맵도록 만든 일반 홍고추보다 서트인을 활성화하는 특성이 강하게 나타납니다. 같은 이유로 딸기는 농장에서 재배된 것보다 야생 딸기가 더 좋습니다.

이외에도 우리는 두 개 이상의 미각수용기를 자극하는 서트푸드를 발견했는데, 쓴맛과 떫은맛을 가진 녹차와 단맛과 신맛을 지닌 딸기가 대표적인 예입니다.

진정한 맛

아마 7가지 맛에 모두 익숙한 사람은 많지 않을 겁니다. 하지만 서트푸드를 섭취하게 되면 감각이 발달되어 생소했던 맛을 이해하고 좋아하게 될 수도 있습니다. 이를테면 다크초콜릿 맛에 익숙해지면 더는 설탕이 듬뿍 묻은 초콜릿을 먹지 않는 것처럼 말입니다. 어쩌면 제대로 된 와인 맛을 알기 위해 와인 설명서를 찾아보는 것처럼 다크초콜릿 맛 설명서까지 찾아볼지도 모릅니다. 물론 그렇게 멀리 나갈 필요는 없습니다. 자연 상태의 서트푸드를 섭취하는 것만으로도 여러분들의 미각은 스릴과 즐거움으로 넘쳐날 겁니다.

결국 이 모든 것이 의미하는 바는 인간이 식욕과 건강이라는 기본적인 욕구를 충족시키기 위해, 건강에 좋은 단백질 및 오메가3 지방산과 함께 서트푸드가 풍부한 식단을 찾도록 진화했다는 것입니다. 이러한 과정이 수천 년이라는 긴 시간에 걸쳐서 일어난 이유는 이러한 음식 섭취가 우리의 건강을 이롭게 만들기 때문입니다.

그러나 현대에 와서 이러한 자연식품의 소비가 눈에 띄게 확 줄었습니다. 대신 텅 빈 산업화된 음식이 그 자리를 차지했습니다. 산업화된 음식들 속에는 너무 많은 소금 또는 설탕이 첨가되기 때문에 궁극적으로 우리의 미각을 만족시키지 못하고, 우리가 과식하는 원인이 되기도 합니다. 그런 의미에서 우리는 다시 서트푸드로 미식의 혁명을 일으키려고 합니다. 오로지 서트푸드를 먹는 것만이 우리의 식욕을 만족시킬 수 있습니다.

먹어야 하는 음식을 포함하는 다이어트의 효과

실험 하나를 해 봅시다. 아주 단순합니다. 지금부터 북극곰을 생각하지 마십시오.

방금 무슨 생각을 했나요? 당연히 북극곰일 겁니다. 우리가 북극곰을 생각하지 말라고 했기 때문이죠.

이 내용은 1987년 심리학과 교수 다니엘 베그너가 한 선구적인 실험입니다. 강제로 생각을 억압하면 생각하지 말아야 할 것을 오히려 더 생각하게 되어 결과적으로 생각이 확장되고, 이런 이유로 우리는 생각을 차단하는 대신 집착하게 된다는 것입니다.

물론 이 현상이 북극곰에만 적용되는 것은 아닙니다. 다이어트를 위해 금식할 때에도 발생합니다. 실제로 다이어트를 하려고 하면 오히려 먹어서는 안 되는 음식들이 자꾸만 떠오르고 먹고 싶은 유혹은 점점 커집니다. 이 생각은 우리가 그 음식을 먹기 전까지 우리를 먹어 치웁니다. 결국 다이어트는 실패하고 참아 왔던 '금지된' 음식들에 대한 생각은 더 커져서 폭식할 가능성만 높아집니다.

이를 두고 과학자들은 다음과 같이 설명합니다. 우리는 모두 마음 깊은 곳에서 자유로운 상태를 지향합니다. 그런데 엄격한 다이어트는 우리의 자유를 억압하고 통제하는 것 같아 우리의 마음을 불편하게 만듭니다. 그래서 마치 포로가 된 것처럼 부정적인 환경에서 벗어나려고 반항합니다. 하지 말라고 하면 더 하고 싶고, 먹지 말라고 하면 더 먹고 싶어지는 것입니다. 이 모습은 정말 흔한 일로 심지어 자제력이 높은 사람들에게도 나타납니다. 과학자들은 이것이 바로 우리가 다이어트 초반에는 성공하다가 장기적으로는 실패하는 결정적인 이유라고 보았습니다.

그렇다면 식습관을 바꾸려는 우리의 시도는 아무런 의미가 없는 것일까요? 우리가 만든 다이어트 방법도 결국 실패하는 걸까요? 그렇지 않습니다. 과학자들이 밝힌 사실은, '무언가에 성공하려면 그 성공의 변화를 내가 스스로 결정해야 한다'는 메시지를 담고 있습니다. 이제 우리는 '제약하는' 식단 대신 먹어야 하는 음식을 '포함하는' 식단으로 다이어트에 성공할 수 있다는 것을 압니다. '먹으면 안 된다'는 부정적인 생각에 에너지를 쏟지 않고 '먹어도 된다'는 긍정적인 생각에 집중하는 것입니다. 이렇게 하면 심리적으로 불안한 마음을 크게 줄일 수 있습니다. 서트푸드 다이어트가 좋은 이유는 바로 여기에 있습니다. 이 다이어트는 여러분들의 식단에서 무엇을 빼야 할지 고민하기보다 무엇을 넣어야 할지 생각하기 때문입니다. 이는 음식의 '양'이 아니라 '질'에 대한 이야기입니다. 훌륭한 맛을 내는 음식들을 먹음으로써 만족감을 느끼고 또 그로부터 풍성한 혜택을 얻게 되는 것입니다. 이것이 바로 여러분들이 찾는 바로 그 다이어트입니다.

기존 다이어트 방식은 살을 빼기 위한 수단에 불과합니다. 날씬한 몸매 하나를 위해 수많은 인내의 시간을 견뎌야 합니다. 그러나 그런 식으로 다이어트를 하면 대부분 다이어트 도중에 포기합니다. 설령 다이어트에 성공했다고 해도 그 몸매를 유지하는 것은 거의 불가능합니다. 서트푸드 다이어트는 이와 다릅니다. 이 다이어트는 짧은 여행과 비슷합니다. 비록 1단계에서 칼로리를 제한하지만 그 기간은 매우 짧습니다. 부정적인 생각이 들기 전에 다이어트를 지속하게 만드는 동기를 얻고 마무리됩니다. 그리고 2단계에서는 서트푸드에 집중합니다. 서트푸드는 단지 체중 감량을 위해서만 존재하는 음식이 아닙니다. 건강하고 날씬한 라이프스타일을 만드는 진정한 음식입니다.

또 당신의 식욕을 만족시키고 삶의 질을 높이는 서트푸드만의 고유한 혜택을 누리게 되면 자연스럽게 습관과 미각이 변하는 과정을 발견하게 될 겁니다.

서트푸드 다이어트를 하면 당신을 유혹하는 수많은 음식들에 대한 생각이 점점 사라질 것입니다. 그래서 그 음식들은 당신의 식단에서 아주 사소한 부분에 지나지 않게 될 겁니다. 그리고 이 모든 것은 북극곰을 한 번도 생각하지 않고 얻은 결과입니다.

요약

- 서트푸드 다이어트는 지구상에서 가장 강력한 서트푸드를 함께 모아서 실용적인 방법으로 섭취합니다.
- 우리는 서트인을 활성화하는 화합물의 풍부한 시너지 효과를 얻기 위해, 단일 영양소를 추출해서 만든 보충제나 의약품이 아닌 자연식품에 집중합니다.
- 류신이 풍부한 단백질 식품과 기름진 생선 같은 건강한 재료는 서트푸드 다이어트의 효과를 더욱 강력하게 만듭니다.
- 현대의 식단과 다르게 서트푸드는 우리의 미각수용기를 만족시켜서, 우리가 음식으로부터 얻는 만족감과 포만감을 더 빨리 느끼게 합니다.
- 서트푸드 다이어트는 '제약하는' 것이 아닌 먹어야 하는 음식을 '포함하는' 다이어트이기 때문에 장기적으로 체중 감량에 성공할 수 있게 하는 유일한 다이어트입니다.

②

1단계

7일 만에 3.2kg 감량하기

성공적으로 체중을 감량하고 건강해지는 길은 서트푸드 다이어트 1단계에서 시작됩니다. 우리는 이 단계를 초성공 단계라고 부릅니다. 이 단계에서 임상적으로 효과가 입증된 방법을 통해 7일 만에 3.2kg을 감량할 수 있게 되고, 더 날씬하고 탄탄한 몸매를 얻게 됩니다. 모든 것은 적절한 금식과 서트푸드의 조합으로 성취할 수 있습니다.

어려울 것 없습니다. 단계별 지침을 따르고 맛있는 레시피를 보고 요리해 보십시오. 식단은 두 가지입니다. 하나는 기본 식단이고 다른 하나는 채식주의자와 비건vegan을 위한 고기 없는 식단입니다. 취향에 맞게 자유로이 선택하면 됩니다.

기대할 수 있는 결과

만약 당신이 1단계를 실천한 대다수 사람과 비슷하다면, 1단계에서 3.2kg가량 체중을 감량할 수 있습니다. 그러나 체중 감량 수치가 이보다 더 낮게 나왔다고 해서 실망할 필요는 없습니다. 이 결과에는 근육량 증가가 포함되어 있기 때문입니다. 체중계의 숫자가 일어난 모든 일을 전부 설명하지는 않습니다. 중요한 것은 서트푸드 다이어트가 체중 감량만 추구하는 것이 아니라 근육량 증가와 함께 이루어지는 체중 감량이라는 것입니다. 체중계는 일의 진행 과정을 잘 알려주지만, 여러분의 체성분이 어떻게 개선되었고 얼마나 많은 지방이 감소했는지는 알려주지 않습니다. 그렇다면 무엇으로 알 수 있을까요?

체성분 변화가 나타나는 신호를 찾아야 합니다. 간단한 예로 자신의 옷차림을 살피는 방법이 있습니다. 바지를 입으면 어떤가요? 허리둘레가 느슨해지지는 않았나요? 물론 더 좋은 방법은 가족이나 친구로부터 당신이 날씬해졌다는 칭찬을 듣는 것입니다.

또 중요한 것은 7일 후에 얼마나 많은 체중이 감량될 것인가를 기대하지 않는 것입니다. 본디 결과만 생각하는 사람보다 과정 자체를 즐기는 사람이 더 성공하는 법입니다. 서트푸드 다이어트 실험이 대단히 성공적이라고 여겨지는 이유는 누구도 그러한 체중 감량 결과를 기대하지 않았기 때문입니다. 실험을 시작할 때 우리는 상대적으로 건강하고 탄탄한 몸매를 가진 참가자들이 3.2kg이나 감량할 거라고는 생각도 못 했습니다. 대부분의 참가자가 과체중이 아니어서 더욱 그러했습니다. 그들은 가벼운 금식과 서트푸드의 조합이 건강과 웰빙을 제공한다기에 이 실험에 참여했습니다. 이러한 자발적 동기가 그들의 몸매를 더욱 탄탄하고 건강하게 만든 것입니다.

실험 참가자들처럼 여러분들도 서트푸드 다이어트를 하면서 몸과 마음이 얼마나 편안해지는지, 삶의 에너지가 얼마나 충만해지는지, 그리고 피부가 얼마나 맑아지는지에 집중하기 바랍니다. 아니면 동네 병원에서 건강 검진을 하고 혈압, 혈당 수치, 콜레스테롤, 중성지방 같은 혈중 지방의 변화를 확인할 수도 있습니다.

무엇보다도 우리는 여러분들이 다이어트를 하는 동안 즐거워했으면 좋겠습니다. 7일 동안 자연스럽게 서트푸드의 힘을 경험하고, 서트푸드가 다른 식품들과 비교해서 왜 좋은지 등 흥미로운 사실을 배울 수 있기 때문입니다.

또 서트푸드 다이어트는 목적을 이루기 위한 수단이 아니라 여러분들의 건강한 미래를 위한 것임을 알기 바랍니다. 서트푸드는 '제약하는' 것이 아닌 먹어야 하는 음식을 '포함하는' 식품으로 그 어느 때보다 더 강력한 혜택을 여러분에게 선사합니다.

1단계

서트푸드 다이어트의 1단계는 두 가지 방식으로 진행됩니다.

1~3일은 다음 식단으로 하루 최대 1,000kcal를 섭취합니다.

- 서트푸드로 만든 세 잔의 녹즙
- 한 끼의 서트푸드 식사

4~7일은 다음 식단으로 하루 최대 1,500kcal를 섭취합니다.

- 서트푸드로 만든 두 잔의 녹즙
- 두 끼의 서트푸드 식사

녹즙과 식사를 병행하는 것은 서트푸드 다이어트의 필수 과정입니다. 게다가 녹즙은 비용이 얼마 들지 않을뿐더러 초고농축 서트푸드를 매우 쉽고 편리하게 섭취하도록 합니다. 또 영양소를 흡수하는 측면에서도 큰 장점이 있습니다. 이를테면 녹즙 재료 중에 말차抹茶가 있습니다. 말차에는 서트인 유전화를 활성화하는 에피갈로카테킨 갈레이트 영양소가 있는데, 음료로 섭취하면 흡수율이 65% 이상입니다.

그럼에도 자연식품을 먹어야 하는 이유는 따로 있습니다. 서트푸드에는 상당한 양의 난용성 폴리페놀non-extractable polyphenols, NEPPs이 들어 있습니다. 식품의 섬유질에 있는 이 폴리페놀은 우리 몸속의 장내 박테리아에 의해서만 분해됩니다. 그런데 서트푸드를 녹즙으로 만들면 식물의 섬유질이 제거되어 난용성 폴리페놀을 섭취할 수 없습니다. 그런 까닭에 녹즙뿐만 아니라 자연식품도 먹어야 하는 것입니다.

가장 좋은 방법은 녹즙과 자연식품을 조합하는 것입니다. 잎이 많은 녹색 채소에는 난용성 폴리페놀의 양이 적어서 녹즙으로 먹는 게 좋습니다. 반면 섬유질이 풍부한 다른 서트푸드는 자연식품 그대로 먹는 것이 바람직합니다.

녹즙을 마시거나 식사를 할 때 주의할 점이 몇 가지 있습니다.

개인의 생활 패턴에 맞추어서 진행하는 것이 좋지만, 그래도 최고의 결과를 얻기 위해 꼭 지켜야 할 규칙들이 있습니다.

- 녹즙은 하루 동안 충분한 간격을 두고 섭취합니다.
- 녹즙은 식사 1시간 전 또는 2시간 후에 마십니다.
- 오후 7시 이후에는 아무것도 먹지 않습니다.

오후 7시 이후에 금식하는 이유는 생체 리듬에 맞게 식습관을 유지하기 위해서입니다. 우리 몸은 생체 리듬이라고 하는 시계를 가지고 있는데, 이것은 24시간을 기준으로 신체 기능의 대부분을 조절합니다. 또 우리가 먹은 음식을 어떻게 처리할지에도 영향을 줍니다. 연구에 의하면 이른 시간에 음식을 먹을 때 음식이 몸에서 에너지로 활용될 가능성이 컸습니다. 그런데 늦은 시간에 먹으면 음식이 지방으로 축적될 확률이 높았습니다. 사실 이건 당연한 이야기입니다. 보통 우리는 낮에 활동적이어서 많은 에너지를 필요로 합니다. 하지만 해가 진 밤에는 잠을 자거나 휴식을 취하기 때문에 적은 에너지만 사용합니다. 이를 체지방 시계body fat clock라고 하는데, 이에 맞춰서 식습관을 가지면 다이어트를 할 때 좋은 결과를 얻을 수 있습니다. 서트인 유전자가 활성화되면 이러한 생체 리듬을 강화한다는 증거가 있습니다. 그래서 이른 시간에 서트푸드를 먹으면 체지방 시계를 최고 상태로 만들어 더욱 효과적으로 에너지를 얻을 수 있습니다.

식욕대로 먹기

케이엑스에서 행한 서트푸드 다이어트 실험을 관찰하면서 가장 놀라웠던 사실은 바로 참가자들이 배고픔을 느끼지 않았다는 것입니다. 심지어 몇몇 사람들은 제공된 음식을 다 먹기 힘들어해서 억지로 먹을 수밖에 없었다고 말했습니다.

하지만 여러분들도 그럴 필요는 없습니다. 스스로가 먹을 수 있는 만큼만 먹으면 됩니다. 물론 배가 고프다면 모든 음식을 먹어 치워도 됩니다. 그런데 만약 편안한 정도로 배가 부르다면 준비한 음식이 남았더라도 그만 먹어도 괜찮습니다.

음료

녹즙 이외에 다른 음료를 마실 수 있습니다. 단, 칼로리가 없는 물이나 블랙커피 또는 녹차 같은 것이어야 합니다.

많은 사람이 블랙커피를 마셔도 된다는 소리에 깜짝 놀라는데, 사실 커피는 서트푸드입니다. 커피가 몸에 안 좋다는 사람들의 생각과 달리 연구자들은 커피를 마시는 것이 건강에 이롭다고 말합니다. 하지만 커피에 우유를 넣는 것은 추천하지 않습니다. 커피가 우유와 섞이면 서트인 유전자를 활성화하는 영양소의 흡수율이 크게 떨어진다고 과학자들이 밝혔기 때문입니다. 녹차도 마찬가지입니다. 하지만 예외적으로 녹차에 약간의 레몬주스를 첨가하면 영양소의 흡수율이 높아집니다.

조심해야 할 것은 평소 마시는 커피량에 큰 변화를 주지 않는 것입니다. 카페인에 민감한 사람들은 갑자기 많은 양의 커피를 마시면 불편할 수 있습니다.

영국 사람들은 차를 마시는 사람과 커피를 마시는 사람으로 나뉩니다. 어쩌면 커피를 좋아하지 않는 사람들은 차를 즐겨 마실 가능성이 클지도 모릅니다. 만약 당신이 차를 좋아한다면 홍차를 마시는 것도 방법입니다. 게다가 홍차는 우유와 섞어 먹어도 괜찮습니다. 어떤 사람들은 녹차와 밀접한 백차를 선호하기도 합니다.

다시 말하지만 서트푸드 다이어트의 1단계는 초성공 단계입니다. 이 단계는 일주일이라는 짧은 기간 동안 진행되는 만큼 반드시 상황을 통제해야 합니다. 일주일 동안 알코올은 마실 수 없고 요리의 재료로만 사용합니다. 또 청량음료와 과일 주스도 마실 수 없습니다. 정 먹고 싶다면 딸기를 얇게 썰어서 생수나 탄산수에 넣을 수 있습니다. 몇 시간 동안 냉장고에 넣어서 보관하면 청량음료보다 시원하고 상쾌한 음료를 얻게 될 겁니다. 이외에도 레몬, 라임, 오이, 민트, 바질을 조합해 다양한 맛이 나는 흥미로운 음료를 만들 수 있습니다. 어떤 조합이 나의 입맛에 가장 잘 맞는지 한번 실험해 보는 것도 좋겠습니다.

시작을 위해 필요한 것

서트푸드 다이어트를 시작하기 위해 필요한 도구는 녹즙을 만들 수 있는 녹즙기입니다. 그렇다고 어떤 유형의 무슨 제품이 좋은지 신경 써서 준비할 필요는 없습니다. 예산에 맞춰서 아무거나 하나 사면 그걸로 충분합니다.

모든 서트푸드는 쉽게 구할 수 있다

거의 모든 상위 20개의 서트푸드는 여러분들에게 친숙한 재료로 동네 슈퍼마켓이나 대형 마트에서 쉽게 구할 수 있습니다. 하지만 여기에는 몇 가지 예외가 있습니다.

첫 번째는 녹즙의 필수 재료인 말차입니다. 말차는 가루로 된 녹차인데, 온라인에서 오프라인까지 매우 다양한 경로로 살 수 있습니다. 그런데 상품별로 가격대가 다르고 또 어떤 브랜드는 매우 비싸므로 잘 보고 구매하는 것이 좋습니다. 일반적으로 말차는 일본이나 중국에서 수입합니다. 중국산 말차는 중국의 심한 대기 오염으로 인해 유기농 제품도 오염되었을 가능성이 큽니다. 특히 납에 의한 오염 위험이 있으므로 일본산 제품을 구입하는 것이 좋습니다(한국에도 유기농으로 생산된 품질 좋은 말차가 많이 있고 인터넷으로 구입할 수 있다 • 편집자 주).

두 번째는 우리에게 덜 알려진 요리용 허브 러비지lovage입니다. 좋은 소식은 집에서 이 허브를 쉽게 기를 수 있다는 것입니다. 씨앗 몇 개와 화분 그리고 햇빛이 잘 들어오는 공간만 있으면 됩니다. 아니면 더 쉬운 방법으로 동네 원예용품점에 가서 러비지 모종을 사 올 수도 있습니다. 물론 온라인 구매도 가능합니다. 식물을 키운다는 것은 쉬운 일이 아닙니다. 하지만 이것이 서트푸드 다이어트를 시작하는 데 방해가 되지는 않기를 바랍니다. 서트푸드 식단으로 러비지가 들어가면 좋지만, 반드시 그래야 하는 것은 아니기 때문입니다. 여전히 우리 주변에는 러비지 이외에 수많은 서트푸드들이 존재하니까요(러비지는 국내에서 씨앗으로만 판매되고 있기 때문에 구하기 쉽지 않으므로, 같은 서트인 활성화 영양소인 퀘르세틴이 들어 있는 미나리로 대체해도 된다 • 편집자 주).

마지막 세 번째 재료는 메밀입니다. 메밀이 다른 곡물보다 더 뛰어난 이유는 사실 메밀이 단순한 곡물이 아니기 때문입니다. 메밀은 유사 곡물이라고 봐도 무방합니다. 서트푸드이면서 동시에 탄수화물과 단백질의 공급원인 메밀은 사실 대황rhubarb과 관련된 과일 씨앗입니다. 하지만 동시에 곡물 대신 섭취할 수 있는 식품이기도 합니다. 메밀가루는 인기 식품이라 슈퍼마켓에서 흔히 구할 수 있습니다. 또 메밀 튀밥, 메밀 플레이크, 메밀 파스타도 건강식품점이나 온라인 소매점에서 구입할 수 있습니다. 우리가 만든 레시피 중에 메밀국수(메밀 소바)가 있습니다. 그런데 메밀국수는 메밀과 밀이 혼합된 제품이 많아서 구입할 때 주의해야 합니다. 완전한 글루텐 프리를 원하는 사람은 100% 메밀로만 만든 제품을 구매하면 됩니다.

서트푸드 녹즙

녹즙은 서트푸드 다이어트의 필수 요소입니다. 녹즙은 서트인 유전자를 깨우고 지방 제거를 촉진하는 아피제닌, 캠퍼롤, 루테올린, 퀘르세틴, 에피갈로카테킨 갈레이트 같은 강력한 천연 화합물이 섞인 칵테일입니다. 녹즙의 맛을 내기 위해 추가한 재료는 약간의 사과와 레몬이 전부입니다. 하지만 레몬의 효능을 간과해서는 안 됩니다. 레몬이 가진 천연 신맛은 녹즙의 영양소를 보호하고 우리 몸의 흡수율을 높입니다.

자, 녹즙에 대한 모든 설명이 끝났습니다. 그러면 녹즙을 만들기 위해 어떤 재료를 준비해야 할까요?

- 케일
- 루꼴라
- 파슬리
- 말차
- 러비지(선택 가능)
- 잎이 있는 녹색 셀러리

케일

우리는 인간이 만든 인위적인 요소를 부정하고 자연스럽게 살아야 한다고 생각하기에, 최근 유행하는 슈퍼 푸드의 열풍에 회의적입니다. 과연 슈퍼 푸드는 과학적으로 입증된 결과물일까요? 아니면 일부 세력이 만든 과장된 허상일까요? 지금까지 케일처럼 폭발적으로 인기를 끈 건강식품은 없었습니다. 채소의 여왕으로 불리는 케일은 건강 애호가와 식도락가 사이에서 평판이 매우 높습니다. 심지어 매년 10월마다 케일의 날을 기념할 정도입니다. 또 티셔츠에 '케일 에너지로 움직이는', '케일이 향하는 대로'와 같은 유행 문구를 쓴 것도 있습니다. 우리는 이러한 분위기를 잔뜩 경계해 의심을 가지고 케일에 관한 연구를 시작했습니다. 그런데 케일에 대한 모든 것이 정말 사실이었습니다. 케일 티셔츠를 추천하고 싶지는 않지만, 우리가 친 케일주의자가 된 이유는, 케일에 서트인 유전자를 활성화하는 영양소인 퀘르세틴과 캠퍼롤이 아주 풍부하게 함유되어 있기 때문입니다. 결과적으로 케일은 어떤 다이어트를 하든 꼭 먹어야 하는 채소가 되었습니다. 그런 이유로 케일은 녹즙의 필수 재료입니다. 그리고 케일이 특별한 이유는 하나 더 있습니다. 지나치게 이국적이고, 구하기 어렵고, 터무니없이 높은 가격을 자랑하는 슈퍼 푸드와 다르게 케일은 어디에서나 쉽게 구할 수 있고 가격도 매우 저렴합니다.

루꼴라

녹즙에 넣을 다음 채소는 긴 역사를 가진 녹색 잎채소 루꼴라입니다. 루꼴라는 고대 로마에서 처음 재배되기 시작했는데, 강력한 최음제로 숭배되었습니다. 중세에 와서는 유럽 전역에서 엄청난 인기를 누렸습니다. 그런데 영국에서 루꼴라는 빅토리아 시대로 접어들면서 식습관이 바뀌자 유행에 뒤처진 재료가 되었습니다. 이 허브는 매우 향긋하고 독특한 매운맛을 냅니다. 또 서트인 유전자를 활성화하는 강력한 영양소가 들어 있어서 모든 샐러드에 기본 재료로 사용됩니다. 특히 루꼴라는 엑스트라버진 올리브오일과 완벽한 조화를 이룹니다. 루꼴라에는 두 종류가 있습니다. 하나는 샐러드 루꼴라이고 다른 하나는 야생 루꼴라입니다. 둘 다 훌륭한 서트푸드이니 어떤 것을 사용해도 괜찮습니다.

파슬리

파슬리는 조금 특이합니다. 조리법에 너무 자주 등장하지만, 요리 마지막에 장식용으로 쓰여서 채소 시늉만 하다 맙니다. 사실 파슬리가 이러한 역할을 하게 된 이유는 따로 있습니다. 고대 로마에서 파슬리는 식후에 입안을 상쾌하게 하는 용도로 사용되었습니다. 그런데 이것은 굉장히 안타까운 일이 아닐 수 없습니다. 파슬리는 아주 희귀한 영양소를 가진 특별한 서트푸드이기 때문입니다. 다른 식품에서는 거의 찾아보기 힘든 아피제닌 영양소가 파슬리에는 풍부하게 들어 있습니다. 따라서 더는 파슬리를 장식용 색종이처럼 여기지 말고 파슬리 음식 자체가 주는 놀라운 건강 혜택에 주목해야 합니다.

러비지

러비지는 세계에서 가장 오래된 허브 중 하나로 한때 가장 인기 있는 식품이었습니다. 또 그 용도가 매우 다양한데, 셀러리와 파슬리의 풍미를 동시에 가지면서 훨씬 더 강한 맛과 좋은 향을 가지고 있습니다. 루꼴라처럼 러비지도 한때 최음제로 사용되었습니다. 그래서 샤를마뉴 대제는 자신의 정원을 러비지로 채웠다고 합니다. 영국에서 러비지는 로마인이 들여왔다고 전해지는데, 당시에는 비교적 널리 사용되는 요리 재료였습니다. 주로 샐러드의 메인 재료였던 러비지는 무슨 이유에선지 현재는 예전만큼 잘 쓰이지 않고 있습니다. 하지만 우리는 러비지가 다시 옛 영광을 되찾으리라 믿어 의심치 않습니다. 단순히 맛이 좋아서가 아니라 서트인 유전자를 활성화하는 화합물인 퀘르세틴이 매우 풍부하게 함유되어 있기 때문입니다. 그렇기에 '러비지 르네상스'는 머지않아 다시 일어날 것이라고 봅니다.

셀러리

셀러리는 거의 천년의 역사를 가졌지만, 초기 품종은 맛이 매우 써서 약용 식물로 여겨졌습니다. 이후 단맛이 나는 품종이 개발됨에 따라 먹을 수 있는 식물로 여겨졌습니다. 영국에서는 빅토리아 시대에 큰 인기를 얻어 샐러드의 전통 채소로 자리 잡았습니다. 셀러리에는 두 종류가 있습니다. 하나는 줄기가 노란색이고 다른 하나는 원래의 색인 초록색입니다. 보통 줄기가 노란 셀러리는 셀러리의 강한 맛을 줄이기 위해 재배됩니다. 그런데 이 기술은 셀러리의 풍미를 없앨 뿐만 아니라 서트인을 활성화시키는 특징마저 사라지게 합니다. 다행히 유행이 변해서 사람들은 노란색 셀러리보다 초록색 셀러리를 더 선호하게 되었습니다. 참고로 녹색 셀러리는 모든 슈퍼마켓에서 구할 수 있습니다. 우리는 녹즙과 식사를 위해 초록색 셀러리를 사용할 것을 추천합니다. 셀러리에서 가장 영양이 풍부한 부분은 잎과 줄기 안쪽입니다.

말차

말차는 스테로이드처럼 작용하는 일반 녹차라고 생각하면 됩니다. 특히 일본에서 자주 사용합니다. 불교에서 다도의 재료로 쓰이고 일본의 상류층에서 인기가 많습니다. 11세기에 한 승려는 말차에 대해 다음과 같이 말했습니다.

> "말차는 궁극적으로 정신적, 의학적 치료제이고 삶을 더 충만하게 합니다."

일반적으로 녹차는 햇빛을 받으며 재배되는 반면 말차는 90%

정도의 그늘에서 재배됩니다. 말찻잎 맷돌에 곱게 갈아서 사용됩니다. 잎을 우려서 마시는 녹차와 다르게 말차는 고운 가루를 물에 녹여서 그대로 마십니다. 말차는 다른 녹차보다 서트인 유전자를 활성화하는 화합물인 에피갈로카테킨 갈레이트(EGCG)가 풍부합니다. 따라서 말차를 마시면 이 영양소를 더 많이 섭취할 수 있습니다.

서트푸드 녹즙 (1인분)

재료

케일 크게 2줌(75g)	레몬 20㎖
루꼴라 크게 1줌(30g)	말차* ½작은술
파슬리 잎 작게 1줌(5g)	러비지 잎 작게 1줌(5g, 선택)
중간 크기의 청사과 ½개	잎이 있는 큰 녹색 셀러리 줄기 2~3대

(청사과는 여름철 과일이므로 구하기 힘들다면 빨간 사과로 대신할 수 있다. • 편집자 주)

***1~3일** : 하루 세 잔의 녹즙 중 처음 두 잔에만 추가,
4~7일 : 두 잔의 녹즙 모두 추가

위 재료들은 실험 참가자들이 마신 녹즙과 같은 방식으로 계량되었습니다. 우리는 경험을 통해 '한 줌'이라는 측정 방법이 매우 훌륭한 것임을 알았습니다. 이 방법은 개인의 신체 사이즈에 맞

게 영양분의 양을 설정하기 때문입니다. 몸집이 큰 사람은 더 큰 손을 가지기 마련이어서 신체의 크기에 비례해 더 많은 양의 서트푸드 영양소를 얻을 수 있고, 반대로 몸집이 작은 사람 또한 자신의 신체 크기에 맞게 영양소를 섭취할 수 있습니다. 다음은 녹즙을 만드는 방법입니다.

조리법

1. 채소들(케일, 루꼴라, 파슬리, 러비지(선택 가능))을 함께 섞어 녹즙으로 만듭니다. 녹즙기마다 기능이 다양하므로 한 재료에서 다른 재료로 넘어가기 전에 잔여물을 한 번 더 짜야할 수도 있습니다. 최종적으로 녹즙 50ml를 만들면 됩니다.
2. 셀러리와 사과즙을 짭니다.
3. 레몬즙을 만들 때는 껍질을 벗겨서 녹즙기에 넣을 수도 있지만, 손으로 즙을 짜서 녹즙기에 넣는 편이 더 수월합니다. 이 단계까지 진행하면 250ml 이상의 녹즙이 만들어집니다.
4. 모든 준비가 마치면 말차를 넣습니다. 유리잔에 녹즙을 조금 따르고 말차를 넣어 포크나 티스푼으로 휘젓습니다. 말차에는 녹차와 같은 양의 카페인이 들어 있기 때문에, 1~3일 동안에는 세 잔의 녹즙 중 처음 두 잔에만 말차를 넣습니다. 카페인에 익숙하지 않은 사람은 늦은 시간에 녹즙을 마시면 잠이 잘 안 올 수도 있습니다.
5. 말차가 녹으면 나머지 녹즙을 유리잔에 따릅니다. 마지막으로 한 번 더 저으면 녹즙이 완성됩니다. 입맛에 따라 생수를 추가해도 괜찮습니다.

녹즙은 마실 때마다 만들어도 되고, 하루에 마실 양을 아침에 한꺼번에 만들어서 냉장고에 넣어도 됩니다. 필요할 때마다 꺼내 먹어도 영양소의 효능은 떨어지지 않습니다. 연구에 의하면 서트인 유전자를 활성화하는 폴리페놀의 효능은 최대 3일간 지속되고 그 이후에는 떨어진다고 합니다. 그래서 바쁜 사람은 그날 먹을 녹즙을 아침에 미리 만들어도 아무 문제가 없습니다. 대신 녹즙은 차게 보관하고 빛을 차단해야 합니다.

1단계: 7일간의 지침

1일 차

자, 서트푸드 다이어트를 시작할 대망의 첫날이 밝았습니다(각 레시피에 대한 조리법은 3장을 참고하십시오).

오늘의 요리는 매우 빠르고 간단하게 만들 수 있는 풍미가 가득한 볶음 요리입니다. 이 요리가 탁월한 이유는 단순히 조리가 쉽고 재료가 서트푸드로 가득해서 그런 것만은 아닙니다. 서트인 유전자를 활성화하고 그 효과를 유지하는 매우 효과적인 요리법이기 때문입니다. 또 우리는 요리 재료에 자색 양파를 포함시켰는데, 그 이유는 자색 양파에 퀘르세틴이 가장 많이 함유되어 있어서 그렇습니다. 물론 자색 양파 말고 일반 자색 양파에도 많은 양이 들어 있습니다. 그런데 자색 양파는 기름에 튀기면 퀘르세틴 함량의 20%를 잃습니다. 하지만 전자렌지를 이용하면 손실 수치가 65%까지 올라가고 끓이면 손실률이 무려 75%가 됩니다. 그런 이유로 자색 양파를 볶는 것이 서트인 활성화에 필요한 폴리페놀을 손상시키지 않는 최선의 방법입니다.

오늘 요리의 메인 재료는 메밀입니다. 메밀에는 영양소가 풍부하게 담겨 있어서 여행용 식품으로 안성맞춤입니다. 이제 곧 알게 되겠지만 우리가 만든 레시피에 메밀이 정말 자주 등장합니다. 그 이유는 메밀에 서트인 유전자 활성화제인 루틴rutin이 들어 있기 때문입니다. 메밀은 다른 곡물처럼 다양한 용도로 쓸 수 있는데, 메밀에는 글루텐이 없어서 글루텐 프리를 원하는 사람들에게 훌륭한 선택이 됩니다.

1일 차 식단

- 세 잔의 서트푸드 녹즙
- 한 끼의 서트푸드 식사

녹즙은 시간 간격을 두고 섭취해야 합니다. 예를 들면 아침에 한 잔, 아침과 점심 사이에 한 잔 그리고 점심과 저녁 사이에 한 잔 이렇게 마실 수 있습니다. 한 끼의 식사는 일반 요리 또는 비건 요리 중에서 선택합니다.

〈일반 요리〉

왕새우와 메밀국수 볶음

+

15~20g의 다크초콜릿

(코코아 고형분 85% 이상 함유 제품 : 2일 차 내용 참고)

〈비건 요리〉

참깨된장소스 두부구이

+

15~20g의 다크초콜릿

(코코아 고형분 85% 이상 함유 제품)

2일 차

2일 차에 온 것을 환영합니다. 식단은 1일 차와 동일하게 구성되고 한 끼의 식사 메뉴만 변경됩니다. 다크초콜릿은 1일 차와 2일 차에 이어서 3일 차에도 등장합니다. 우리는 이미 6장에서 코코아가 주는 놀라운 건강상의 혜택을 살펴보았습니다. 그러니 걱정하지 말고 마음껏 먹어도 좋습니다.

아즈텍과 마야 같은 고대 문명에서 코코아는 신성한 음식으로 여겨졌습니다. 평상시에는 비축해 두다가 축제가 열리면, 상류층 사람들과 전사들의 충성심을 얻기 위해 제공되었습니다. 심지어 코코아 콩은 화폐로 사용될 정도로 가치가 높았습니다. 당시 사람들은 코코아를 거품이 나는 음료로 만들어 마셨습니다. 하지만 우리는 초콜릿으로 코코아를 먹는 것이 가장 맛있게 먹는 방법이라고 생각합니다.

그러나 우리가 흔히 먹는, 희석되고 정제된 고당분 밀크 초콜릿은 여기에 포함되지 않습니다. 적어도 코코아 고형분이 85% 이상 함유된 서트푸드 초콜릿을 말합니다. 그렇다고 해서 모든 서트푸드 초콜릿이 같은 방식으로 만들어지는 것은 아닙니다. 초콜릿은 보통 더치 프로세스Dutch process라고 알려진 알칼리화 과정을 거칩니다. 이 과정은 코코아의 산성을 중화시키고 색을 더 짙게 합니다. 그리고 동시에 서트인 유전자 활성화제인 플라바놀을 대폭 감소시켜 코코아가 주는 건강상의 혜택을 심하게 손상시킵니다. 미국에서는 이러한 과정을 거쳐 생산된 제품에 '알칼리화 과정 처리'라는 문구로 분명하게 표시하지만 불행히도 영국에는 그런 규정이 없습니다. 따라서 영국에서는 이 초콜릿이 서트푸드 제품인지 확인하기가 조금 어렵습니다. 그러던 중 우리는 '린트 엑설런스 85% 코코아' 제품이 더치 프로세스를 거치지 않는다는 것을 확인했습니다. 그래서 이 제품을 우리 식단에 포함했습니다(다크초콜릿은 온라인에서 '빈투바 프로세스 초콜릿'으로 검색하면 쉽게 구할 수 있다. 그중에서 코코아 고형분이 85% 이상인 것을 고르면 된다 • 편집자 주).

2일 차 식단에는 케이퍼caper가 등장합니다. 케이퍼는 진한 녹색의 작은 알갱이처럼 생겼고 짠맛이 나는데, 가장 과소평가된 채소 중의 하나입니다. 지중해 사람들은 케이퍼를 손으로 수확하기 전에 꽃봉오리 상태로 절입니다. 이것은 서트인 유전자를 활성화하는 영양소인 캠퍼롤과 퀘르세틴이 잔뜩 들어 있는 엄청난 서트푸드입니다. 케이퍼의 강한 풍미는 작은 알갱이 속에서 나옵니다. 하지만 케이퍼를 요리하는 데 익숙하지 않다고 해서 겁낼 필요는 없습니다. 케이퍼를 다른 재료들과 조합하면 아주 독특하면서도 세련된 영양 만점 요리가 될 것입니다.

2일 차 식단

- 세 잔의 서트푸드 녹즙
- 한 끼의 서트푸드 식사

2일 차에서도 녹즙은 시간 간격을 두고 섭취하는 게 좋습니다. 이번에도 역시 일반 요리와 비건 요리 중 하나를 선택할 수 있습니다.

〈일반 요리〉

칠면조 에스칼로프

\+

15~20g의 다크초콜릿

(코코아 고형분 85% 이상 함유 제품)

〈비건 요리〉

케일 메밀국수와 자색 양파 스튜

\+

15~20g의 다크초콜릿

(코코아 고형분 85% 이상 함유 제품)

3일 차

오늘은 서트푸드 다이어트를 시작한 지 3일째 되는 날입니다. 오늘은 매운맛을 약간 추가하려고 합니다.

홍고추는 수천 년 동안 전 세계 미식의 필수 재료였습니다. 15세기 후반 콜럼버스 항해로 유럽에 처음 전해진 홍고추는 단시간에 중요한 요리 재료가 되었습니다. 본래 홍고추의 매운맛은 포식자로부터 자신을 보호하기 위한 방어 기제로 설계되었지만, 사람들은 그 맛을 즐깁니다.

놀랍게도 한 연구에 따르면 홍고추를 함께 먹을 때 개인들 간의 협력이 증가한다고 합니다. 또 건강과 관련해서는 홍고추의 매운맛이 서트인 유전자를 활성화시키고 신진대사를 촉진시킵니다. 이는 홍고추를 통해 서트푸드의 혜택을 강화할 수 있다는 의미입니다. 물론 모든 사람이 매운 음식을 좋아하지는 않습니다. 하지만 일주일에 매운 음식을 3~4회 이상 먹는 사람들은 한 번도 먹지 않는 사람들보다 사망률이 14% 정도 낮다는 연구 결과가 있습니다. 그러니 홍고추의 매운맛이 싫더라도 요리할 때 약간 추가하기를 바랍니다. 태국 음식을 전문으로 하는 요리사 데이비드 톰슨은 〈타임스〉와의 인터뷰에서 다음과 같이 말했습니다.

> "홍고추의 핵심은 매운맛이 아니라 다른 재료들의 맛을 강화하는 데 있습니다. 홍고추는 음식의 맛을 압도하지 않고 짠맛, 신맛, 달콤한 맛의 재료들과 대조를 이루어 감각의 효과를 높여 줍니다."

오늘은 하루에 세 잔의 녹즙을 마셔야 하는 마지막 날입니다. 내일부터는 하루에 두 잔만 마시면 됩니다. 잠시 녹즙 말고도 마실 수 있는 서트푸드 음료를 살펴보겠습니다. 우리는 이미 녹차와 물이 건강에 얼마나 좋은지 잘 알고 있습니다. 하지만 커피가 서트푸드라는 사실을 아는 사람은 별로 없을 것입니다. 우리 중 절반 이상은 적어도 매일 한 잔의 커피를 마십니다. 이때 무의식적으로 커피는 몸에 좋지 않다고 생각할 겁니다. 그러나 이것은 사실과 다릅니다. 연구에 의하면 커피는 건강을 이롭게 하는 환상적인 식물 화합물입니다. 커피를 마시는 사람들은 그렇지 않은 사람들보다 당뇨병, 암, 신경퇴행성 질환에 걸릴 확률이 낮습니다. 그러니까 커피는 독소가 아니라 간을 보호하는 등 전체적으로 우리 몸을 건강하게 만듭니다. 그런데 카페인에 민감한 사람들은 커피를 마시기 어려울 수도 있습니다. 만약 여러분이 커피를 즐겨 마신다면 우리는 그것이 좋은 일이라고 생각합니다.

3일 차 식단

- 세 잔의 서트푸드 녹즙
- 한 끼의 서트푸드 식사

앞서도 강조했지만 녹즙은 시간 간격을 두고 마셔야 합니다. 이번에도 일반 요리와 비건 요리 둘 중에 하나를 선택합니다.

〈일반 요리〉

야채와 살사소스 곁들인 닭가슴살

\+

15~20g의 다크초콜릿

(코코아 고형분 85% 이상 함유 제품)

〈비건 요리〉

쿠스쿠스 하리사소스 두부구이

\+

15~20g의 다크초콜릿

(코코아 고형분 85% 이상 함유 제품)

4일 차

더 가볍고 날씬한 몸매를 갖추기 위한 4일 차가 되었습니다. 앞의 3일과 달라진 것은 녹즙을 두 잔 마시고 하루에 두 끼를 먹는 것입니다. 이 구성은 앞으로 남은 날 동안 계속 이어집니다.

체중 감량과 건강 개선을 위해 식단에 대추야자를 넣는 것이 조금 의외일 수도 있습니다. 특히 대추야자에 66%의 당분이 함유되어 있다는 사실을 알면 더욱 그럴 것입니다. 당류는 서트인 유전자를 활성화하는 데 전혀 도움을 주지 않습니다. 오히려 비만,

심장병, 당뇨병과 깊은 관련이 있습니다. 하지만 천연설탕은 가공되어 정제된 설탕과 차원이 다릅니다. 대추야자 속의 천연설탕은 서트인 유전자를 활성화하는 폴리페놀과 균형을 이룹니다. 그래서 대추야자를 섭취한다고 해서 혈당 상승효과가 일어나지는 않습니다. 오히려 대추야자를 먹으면 당뇨병과 심장 질환 발병률을 줄일 수 있습니다. 수 세기 동안 대추야자는 전 세계의 주요 식품이었습니다. 최근 연구에 따르면 대추야자가 몇 가지 질병을 잠재우는 데 효과가 있다고 하여 대추야자에 대한 관심이 늘고 있습니다. 이러한 이유로 우리는 서트푸드 뮤즐리의 재료로 대추야자를 사용했습니다. 이처럼 서트푸드 다이어트는 잘못된 정설을 반박하고 죄책감 없이 음식을 즐기게 합니다.

4일 차 메뉴에는 치커리가 들어갑니다. 자색 양파처럼 치커리는 붉은색 품종이 가장 좋지만 노란색 품종도 서트푸드에 들어갑니다. 그런데 붉은색 치커리는는 구하기 어려울 수 있습니다. 그동안 치커리를 어떻게 먹어야 할지 몰랐다면 샐러드에 넣어 보십시오. 톡 쏘는 풍미를 가진 치커리는 엑스트라버진 올리브오일과 먹을 때 완벽한 식감을 자랑합니다. 음식 칼럼니스트인 휴 핀리-휘팅스톨은 이렇게 말합니다.

"일단 이 맛을 알게 되면 결코 이전으로 돌아갈 수 없습니다."

4일 차 식단

- 두 잔의 서트푸드 녹즙
- 두 끼의 서트푸드 식사

녹즙은 예를 들어 아침 또는 아침과 점심 사이에 한 잔, 점심과 저녁 사이에 한 잔 이런 식으로 나누어서 섭취할 수 있습니다. 식사는 일반 요리 또는 비건 요리 둘 중에 하나를 선택하면 됩니다.

〈일반 요리〉

한 끼 : 서트푸드 뮤즐리

두 끼 : 연어구이 샐러드

〈비건 요리〉

한 끼 : 서트푸드 뮤즐리

두 끼 : 토스카나식 콩 스튜

5일 차

어느덧 5일 차입니다. 이제부터 과일이 식단에 등장합니다. 최근 몇 년간 설탕을 부정적으로 바라보는 시각 때문에 과일도 논란을 빚었습니다. 다행히 딸기는 매우 적은 당을 함유하고 있어서 이 흐름에서 벗어나 있습니다. 딸기 100g당 티스푼 하나 정도의 당분이 들어 있기 때문입니다. 게다가 딸기는 우리 몸의 당질과 같은 탄수화물을 처리하는 데 큰 효과가 있습니다. 연구자들은 탄수화물에 딸기를 추가하면 필요한 인슐린의 양이 줄어들어 본질적으로 음식이 에너지로 바뀌게 된다는 것을 발견했습니다. 그렇기 때문에 딸기는 다이어트를 할 때 반드시 먹어야 합니다. 또 딸기를 다양한 용도로 사용할 수 있는데, 중동의 고전 요리인 타불레(tabboulah, 중동식 샐러드)에도 적용할 수 있습니다.

된장의 장점은 미뢰의 짭짤한 맛을 자극하는 감칠맛에 있습니다. 현대에서는 인공적으로 만들어진 글루타민산나트륨이 이와 비슷한 역할을 합니다. 하지만 건강을 위해 우리가 가야 할 길은 인조된 맛이 아닌 자연의 맛임은 두말할 나위가 없습니다. 된장은 동네 슈퍼마켓과 건강식품점에서 구입할 수 있습니다. 보통 감칠맛은 재료들의 맛을 서로 더해 주는데, 된장은 짭짤하고 감칠맛이 나는 다른 음식과 매우 잘 어울립니다. 그중에서도 특히 단백질 요리와 궁합이 잘 맞습니다. 오늘의 요리에서 된장의 맛을 직접 확인하기 바랍니다.

5일 차 식단

- 두 잔의 서트푸드 녹즙
- 두 끼의 서트푸드 식사

오늘도 녹즙은 하루 동안 나누어서 섭취하고 메뉴는 일반 요리 또는 비건 요리 중에 선택합니다.

〈일반 요리〉

한 끼 : 딸기 메밀국수 타불레

두 끼 : 된장을 바른 대구구이

〈비건 요리〉

한 끼 : 딸기 메밀국수 타불레

두 끼 : 된장국 메밀국수

6일 차

고대 그리스 역사가 투키디데스는 이렇게 말했습니다.

"지중해 사람들은 올리브와 포도 재배 방법을 배우고 난 뒤로 야만의 상태에서 벗어나기 시작했다."

이처럼 올리브오일과 적포도주만큼 확실하고 강력한 서트푸드는 없습니다.

올리브오일은 전통적인 지중해 식단에서 가장 유명한 음식입니다. 불멸의 나무라고 알려진 올리브 나무는 세계에서 가장 오랫동안 재배되었습니다. 이미 7000년 전부터 올리브는 기름으로 만들어져서 사람들의 많은 사랑을 받았습니다. 히포크라테스가 올리브오일을 만병통치약으로 불렀는데, 실제로 2000여 년이 지난 지금 현대 과학은 올리브오일이 주는 놀라운 건강상의 혜택을 재확인하고 있습니다. 여기서 중요한 핵심은 엑스트라버진 올리브오일을 사야 한다는 것입니다. 버진 올리브오일은 기름의 품질을 저하시키지 않는 조건에서 오로지 올리브 열매만을 사용해 기름을 만들기 때문에 좋은 품질과 많은 양의 폴리페놀을 갖고 있습니다. 이보다 높은 단계인 엑스트라버진은 가장 훌륭한 맛과 품질을 가지고 있습니다. 이것이 바로 우리가 엑스트라버진 올리브오일을 강력 추천하는 이유입니다.

서트푸드의 완성은 적포도주에서 비롯됩니다. 적포도주에 들어 있는 서트인 활성화 영양소인 레스베라트롤은 와인을 즐겨 마시는 프랑스인들의 날씬한 몸매와 장수의 비결이라고 알려져 있습니다. 바로 여기서 서트푸드 광풍이 시작된 겁니다. 물론 와인에는 알코올이 포함되어 있어서 섭취량을 제한해야 합니다. 하지만 좋은 소식은 레스베라트롤이 열에 매우 안정적이라는 것입니다. 따라서 적포도주를 요리에 사용할 수 있다는 사실은 서트푸드를 섭취함에 있어서 아주 금상첨화입니다. 우리가 와인 전문가는 아니지만, 와인 중에서 레스베라트롤 함량이 가장 높은 피노 누아르Pinot Noir 품종을 추천합니다.

6일 차 식단

- 두 잔의 서트푸드 녹즙
- 두 끼의 서트푸드 식사

녹즙은 하루 동안 나누어서 섭취합니다. 식사 메뉴는 다음과 같이 일반 요리 또는 비건 요리 중에서 선택할 수 있습니다.

〈일반 요리〉

한 끼 : 서트푸드 슈퍼 샐러드

두 끼 : 적포도주소스를 곁들인 소고기 스테이크

〈비건 요리〉

한 끼 : 서트푸드 슈퍼 샐러드

두 끼 : 토마토 구운 가지 샐러드

7일 차

서트푸드 다이어트 1단계의 마지막 날이 밝았습니다. 하지만 이것은 끝이 아니라 시작을 의미합니다. 앞으로 여러분의 식탁에서 서트푸드가 차지하는 비중이 높아지는 생활의 변화가 일어날 것이기 때문입니다. 오늘의 메뉴는 어떻게 하면 평소 먹는 식단에 서트푸드를 넣을 수 있는지 보여주는 가장 쉬운 완벽한 사례입니다. 이는 여러분이 좋아하는 요리에서 약간의 창의성만 발휘하면 서트푸드 만찬이 될 수 있음을 보여줍니다.

호두는 전통적인 사고방식을 배척하는 훌륭한 서트푸드입니다. 우리는 호두가 고지방, 고칼로리임에도 체중을 감량하고 신진대사 질환을 줄이는 데 효과적임을 알고 있습니다. 이것이 바로 서트인 활성화의 힘입니다. 또 호두는 그 용도가 매우 다양해서 호두를 굽거나 샐러드 재료로 넣기에 좋고 간식으로 먹기에도 좋습니다.

페스토(pesto. 바질, 마늘, 올리브오일 등을 으깬 이탈리아 전통 소스 • 편집자 주)는 풍부한 풍미를 가졌고 가장 빨리 요리의 맛을 돋우는 재료라 주방의 필수 소스가 되었습니다. 전통적으로 바질과 잣으로 만드는데, 조금만 변화를 주면 맛있는 서트푸드 요리인 파슬리와 호두 페스토를 매우 쉽게 만들 수 있습니다.

우리가 자주 먹는 오믈렛도 서트푸드로 만들 수 있습니다. 참고로 오믈렛에 베이컨을 넣은 이유는 단지 베이컨과 오믈렛이 잘 어울리기 때문입니다. 서트푸드 다이어트의 식단은 음식을 뺄 생각을 하지 않고 기존 요리에 어떤 음식을 추가할지 고민합니다. 결국 어떻게 하면 앞으로도 계속해서 먹을 수 있는 요리를 만들지를 고심합니다. 장기적으로 체중을 감량하고 건강해질 수 있는 진짜 비결은 바로 이것이 아닐까요?

7일 차 식단

• 두 잔의 서트푸드 녹즙

• 두 끼의 서트푸드 식사

녹즙은 하루 동안 나누어서 섭취합니다. 일반 요리와 비건 요리 둘 중에 하나를 선택하면 됩니다.

〈일반 요리〉

한 끼 : 서트푸드 오믈렛

두 끼 : 구운 닭가슴살과 자색 양파 샐러드

〈비건 요리〉

한 끼 : 월도프 샐러드

두 끼 : 토마토 구운 가지 샐러드

3

2단계

유지하기

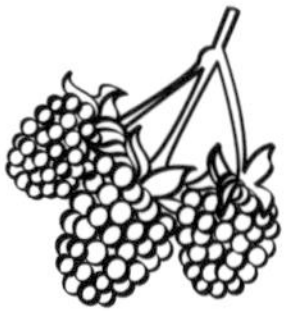

서트푸드 다이어트 1단계를 마친 것을 축하합니다. 여러분은 이미 체내의 지방이 줄고 몸매가 날씬해지고 더 탄력 있게 보일 뿐만 아니라 몸에서 새로운 활력을 느끼고 있을 겁니다. 그럼 이제부터는 무엇을 해야 할까요?

우리는 이미 몸에서 일어나는 놀라운 변화를 확인했기 때문에, 이 혜택을 잘 유지해서 더 좋은 결과를 얻고 싶을 겁니다. 서트푸드는 우리가 평생 먹을 수 있도록 설계된 음식입니다. 이제 문제는 1단계에서 먹은 식단을 어떻게 매일의 식습관에 적용하는가입니다. 이것이 바로 우리가 14일간의 유지 프로그램을 만든 이유입니다. 1단계에서 적용한 식단을 평소의 식생활로 바꾸고, 이를 통해 서트푸드 다이어트의 혜택을 지속해서 확장할 수 있도록 돕고자 합니다.

기대할 수 있는 것

2단계는 1단계에서 얻은 체중 감량 결과를 다지고 꾸준히 감량을 이어 나가는 과정입니다.

우리가 서트푸드 다이어트에 대해 발견한 놀라운 사실 중 하나는 거의 모든 체중 감량이 지방 감소와 약간의 근육 증가로 이루어졌다는 것입니다. 그렇기에 체중계 위의 숫자로만 결과를 판단하지 않았으면 좋겠습니다. 대신 거울로 자신의 몸매가 얼마나 날씬해졌고 탄력이 생겼는지 확인해 보십시오. 또 예전에 입던 옷이 얼마나 헐렁한지 보고, 다른 사람이 하게 될 칭찬을 들어 봅시다.

기억할 것은 체중 감량과 함께 건강도 점점 향상되고 있다는 것입니다. 14일간의 유지 프로그램을 따라 하는 것만으로, 여러분은 평생 건강을 위한 토대를 만들고 있습니다.

2단계 진행 방법

이 단계에서 성공의 핵심은 여러분의 식단을 계속 서트푸드로 채우는 것에 있습니다. 이를 쉽게 따라할 수 있도록 7일간의 메뉴를 구성해 보았습니다. 모든 메뉴는 온 가족이 함께 먹을 수 있습니다. 앞으로 여러분이 해야 할 일은 그저 14일 동안 7일간의 메뉴를 두 번 반복하는 것뿐입니다.

14일 동안의 식단 구성

- 한 잔의 서트푸드 녹즙
- 세 끼의 서트푸드 식사
- 한두 번의 서트푸드 간식(선택 가능)

다시 한 번 말하지만 요리를 다 먹어야 한다는 규칙은 없습니다. 여러분의 하루에 맞게 탄력적으로 적용하면 됩니다. 대신 기억해야 할 규칙은 몇 가지 있습니다.

- 녹즙은 아침 식사 30분 전 또는 오전 중간에 마십니다.
- 저녁 식사는 최대한 오후 7시 전까지 마칩니다.

식사의 분량

1단계에 있었던 칼로리 제한이 2단계에서는 사라집니다. 칼로리 제한은 일반인에게 장기적으로 실용적이거나 성공적인 접근 방식이 아닙니다. 그래서 우리는 적당한 양의 서트푸드로 균형 잡힌 식단을 만들었습니다. 그 결과 계속해서 지방 연소와 건강 증진 효과를 볼 수 있도록 초점을 맞췄습니다.

또한 오랫동안 포만감을 느낄 수 있도록 프로그램을 설계했습니다. 이것은 서트푸드의 자연스러운 식욕 조절 효과를 이용한 것으로, 14일 동안 배고픔 대신 기분 좋은 포만감을 느낄 수 있습니다. 물론 최상의 영양소도 공급받게 됩니다.

1단계처럼 몸의 소리에 귀를 기울이고 식욕을 조절하세요. 만약 레시피대로 음식을 준비했는데 배가 부르다면 식사를 멈춰도 됩니다. 이례적으로 장수하는 오키나와 사람들을 한번 생각해 봅시다. 그들은 배부를 때까지 먹지 않습니다. 대신 배의 80%가 차면 그만 먹으라는 의미로 '하라 하치 부腹八分'라는 말이 있습니다.

음료

2단계부터는 매일 한 잔의 녹즙을 마십니다. 이것으로 높은 수준의 서트푸드 섭취량을 계속 유지하게 됩니다.

1단계와 마찬가지로 2단계에서도 다른 음료를 자유롭게 마실 수 있습니다. 우리가 추천하는 음료는 생수, 집에서 만든 천연향이 나는 물, 커피, 녹차입니다. 여기서 커피와 녹차는 서트푸드이기 때문에 마실 때 죄책감을 가질 필요 없습니다. 홍차나 백차를 더 좋아한다면 마음껏 즐겨도 상관없습니다. 허브티도 마찬가지입니다. 기쁜 소식은 2단계에서 적포도주를 가끔 마실 수 있습니다. 적포도주는 서트인 유전자를 활성화하는 폴리페놀인 레스베라트롤과 피세아타놀이 풍부한 알코올성 음료 중 최고의 식품입니다. 하지만 알코올 자체가 지방 세포에 안 좋은 영향을 줄 수 있어서 적당히 마시는 것이 좋습니다. 우리는 한 끼에 한 잔, 일주일에 두세 번으로 제한할 것을 추천합니다.

하루에 세 끼 식사로 돌아가기

지난주에는 하루 동안 한 끼 내지 두 끼를 식사했습니다. 덕분에 여러분은 식사 시간을 매우 탄력적으로 보낼 수 있었습니다. 그런데 오늘부터 하루 세 끼라는 일반적인 식사 패턴으로 돌아가려 합니다. 여기서 잠깐 아침 식사의 중요성에 대해 이야기하겠습니다.

좋은 아침 식사는 하루의 시작을 알립니다. 우리 몸에 에너지와 집중력을 증가시켜 주기 때문입니다. 이른 시간에 식사를 하면 혈당을 유지하고 지방을 억제해 신진대사가 촉진됩니다. 이미 수많은 연구에서 규칙적으로 아침을 먹는 사람들은 과체중이 될 가능성이 낮다고 밝혀진 바 있습니다.

그 이유는 우리 몸의 생체 리듬 시계로 설명할 수 있습니다. 우리 몸은 가장 활동이 많은 낮시간을 대비하기 위해 이른 시간에 에너지가 섭취되기를 기대합니다. 몸이 에너지를 취할 준비가 되었을 때 음식을 먹으면 연소는 더 잘 될 가능성이 큽니다. 반면 늦은 시간에 음식을 먹으면 지방으로 저장될 가능성이 높아집니다. 이것이 바로 야근 근무를 자주 하는 사람들에게 비만율과 대사질환 발병률이 높은 이유입니다. 적어도 부분적으로는 늦은 시간대에 밥을 먹는 그들의 식습관 패턴이 원인이라고 볼 수 있습니다.

그런데 아마 우리 가운데 3분의 1은 아침 식사를 건너뛸 겁니다. 이는 바쁜 현대인의 삶에 나타나는 전형적인 현상으로, 특히 출근을 서두르는 젊은 전문직 종사자들에게 두드러집니다. 바쁜 라이프스타일로 인해 '아침 먹을 시간이 충분하지 않다'는 인식이 만연합니다. 그렇지만 우리가 손쉽게 만든 아침 식단을 보면 그런 생각이 사라질 겁니다. 몇 가지만 골라 보면 이동하면서 마실 수 있는 서트푸드 스무디, 미리 만든 서트푸드 뮤즐리 그리고 빠르고 쉽게 만들 수 있는 서트푸드 에그 스크램블(또는 두부)까지 그 종류가 다양합니다. 단 몇 분만 시간을 내어 이 요리들로 아침을 먹으면, 여러분은 그날 하루뿐만 아니라 장기적으로 체중 감량과 건강 증진 효과를 얻을 수 있습니다.

서트푸드는 생체 리듬 시계의 조절자이기도 합니다. 그래서 아침 일찍 서트푸드를 먹으면 여러 가지 혜택을 얻을 수 있습니다. 이것은 꼭 서트푸드를 풍부하게 먹지 않아도 가능합니다. 우리가 추천하는 방법은 일어나면 가장 먼저 서트푸드 녹즙을 마시는 겁니다. 적어도 아침 식사 30분 전이나 오전 시간 중반에 마셔야 효과를 볼 수 있습니다. 이전의 임상 경험을 보면, 참가자들은 아침에 일어나서 서트푸드 녹즙만 마셔도 한두 시간 동안은 배고픔을 느끼지 않았습니다. 만약 여러분도 이와 비슷한 경험을 한다면, 한두 시간 정도 기다렸다가 아침 식사를 해도 문제 될 것이 없습니다. 단, 아침 식사를 거르지만 않으면 됩니다. 순서를 바꿔서 아침을 먹고 두세 시간 뒤에 녹즙을 마시는 것도 가능합니다. 여러분이 편한 방법으로 하면 됩니다.

서트푸드 간식

간식은 먹어도 되고 안 먹어도 됩니다. 음식을 조금씩 자주 먹는 것과 세 끼를 잘 챙겨 먹는 것 중에서 어느 것이 더 나은지에 관해 논쟁이 있습니다. 그에 대한 우리의 해답은 '아무래도 상관없다'입니다.

1단계에서 얻은 결과를 유지하기 위해, 2단계는 하루에 세 번 서트푸드를 먹도록 설계했습니다. 아마 이 식단을 먹는 동안 간식을 먹고 싶은 마음은 별로 안 들 겁니다. 하지만 사무실에서 바쁘게 일하거나 운동할 때 그리고 아이들과 함께 놀아 주는 동안 간식이 필요할 수도 있습니다. 이때 서트푸드의 영양소로 채워진 간식을 먹으면 좋습니다. 그래서 우리는 '서트푸드 간식'을 만들었습니다. 이 간식은 코코아, 호두, 대추야자, 엑스트라버진 올리브오일과 같은 서트푸드로 만들어서 죄책감 없이 마음껏 즐길 수 있습니다. 간식은 하루에 한 번 내지 두 번만 먹기를 권합니다.

식사를 '서트푸드화하기'

우리는 앞서 지속 가능한 유일한 다이어트가 '제약하는' 것이 아닌 먹어야 하는 음식을 '포함하는' 다이어트라는 것을 살펴보았습니다. 하지만 성공적인 다이어트를 위해 우리에게 그보다 더 중요한 조건은 현대인의 삶에 적용할 수 있어야 한다는 것입니다. 바쁜 삶이 요구하는 편리함을 위해서든, 디너파티를 즐기기 위해서든, 음식은 번거롭지 않아야 합니다. 우리는 까다롭고 먹기 힘든 음식 때문에 걱정하기보다, 날씬해진 몸매와 윤이 나는 피부를 자랑하는 사람이 되어야 합니다.

서트푸드가 환상적인 이유는 구하기 쉽고, 친숙하고, 어렵지 않게 여러분의 식단에 스며들 수 있다는 데 있습니다. 다음 장에서는 서트푸드가 일상생활에 얼마나 잘 어울리는지 경험할 수 있습니다. 지금은 1단계에서 일반적인 식사 패턴으로 돌아가는 중간 단계입니다. 이 단계를 거치면 이전보다 더 새롭고 나은 평생 식습관의 기반을 다지게 될 것입니다.

핵심 원리는 메뉴의 '서트푸드화Sirtifying'입니다. 기존 요리에 약간의 변화를 주어 서트푸드를 포함한 요리로 만듭니다. 이로써 좋은 맛은 유지하고 장점은 엄청나게 늘어나는 메뉴가 탄생합니다. 이것이 얼마나 쉽고 실천 가능한 것인지 2단계를 실천하면서 알게 될 겁니다.

아침에 요리할 시간이 없는 현대인들을 위해 출근하면서 마실 수 있는 서트푸드 스무디 같은 음료도 레시피에 있습니다. 많은 사랑을 받고 있는 파스타는 면의 재료를 밀가루에서 메밀로 바꾸기만 해도 풍미가 더해질 것입니다. 반면 칠리 콘 카르네(chilli con carne, 다진 소고기에 얇게 썬 자색 양파를 넣고 칠리파우더로 양념해 끓인 매운 스튜 • 편집자 주)와 카레는 이미 서트푸드로 가득하기에 많은 변화를 줄 필요가 없습니다. 그리고 누가 패스트푸드가 건강에 안 좋다고 말했나요? 우리는 정통 피자에 풍미를 결합해서 여러분이 먹을 때 느끼는 죄책감을 없앨 겁니다. 또 다이어트를 이유로 좋아하는 음식을 포기하지 마십시오. 진한 초콜릿 소스와 딸기를 듬뿍 곁들인 팬케이크 레시피가 있기 때문입니다. 심지어 이 요리는 디저트가 아닌 훌륭한 아침 식사로 먹을 수 있습니다. 여러분은 기존 요리에 약간의 변화를 주어서 좋아하는 음식을 계속 먹고, 건강한 체중과 웰빙을 유지할 수 있습니다. 이것이 바로 서트푸드가 식단에 혁명을 일으키는 이유입니다.

더 많은 사람을 위해 요리하기

'모든 이들을 위한 서트푸드' 단계에서는 1인용이 아니라 여러 사람을 위해 요리합니다. 이 장에서 소개하는 서트푸드 수프처럼 새로운 저녁 식사 요리법은 가족이든 친구든 4명이서 먹을 수 있는 분량입니다. 1인분이나 2인분을 요리해야 하는 사람들도 한

번에 많은 양을 요리해서 냉동실에 얼렸다가 다음 주에 꺼내 먹는 것은 어떨까요?

14일의 식단 프로그램

고기를 먹지 않는 채식주의자나 비건을 위한 요리도 있습니다. 여러분이 더 선호하는 요리를 선택하거나 섞어서 식단을 구성하면 됩니다.

매일 섭취하게 될 식단

- 한 잔의 서트푸드 녹즙
- 세 끼의 서트푸드 식사(일반 요리 또는 비건 요리)
- 한두 번의 서트푸드 간식(선택 가능)

녹즙은 아침에 가장 먼저 마시는 게 좋습니다. 어렵다면 적어도 아침 식사 30분 전이나 오전 중반에 마십니다.

	아침	점심	저녁
8일과 15일	서트푸드 스무디 (224쪽)	닭고기 서트푸드 슈퍼 샐러드 (215쪽)	왕새우와 메밀국수 볶음 (199쪽)
또는	서트푸드 스무디 (224쪽)	월도프 샐러드 (222쪽)	토스카나식 콩 스튜 (211쪽)
9일과 16일	서트푸드 뮤즐리 (209쪽)	서트푸드로 속을 채운 통밀 피타빵 (225쪽)	닭고기 감자 케일 커리 (229쪽)
또는	서트푸드 뮤즐리 (209쪽)	흰 강낭콩 된장소스 (227쪽)	땅콩호박과 대추야자 타진 (226쪽)
10일과 17일	베리 믹스 요거트 (228쪽)	참치 서트푸드 슈퍼 샐러드 (215쪽)	닭고기 감자 케일 커리 (229쪽)
또는	베리 믹스 콩 요거트 (베리 믹스 코코넛 요거트) (228쪽)	서트푸드로 속을 채운 통밀 피타빵 (225쪽)	케일 메밀국수와 자색 양파 스튜 (204쪽)
11일과 18일	매콤한 에그 스크램블 (231쪽)	딸기 메밀국수 타불레 (212쪽)	서트푸드 칠리 콘 카르네 (232쪽)
또는	버섯을 넣은 두부 스크램블 (233쪽)	딸기 메밀국수 타불레 (212쪽)	구운 감자와 강낭콩 몰레소스 (219쪽)
12일과 19일	서트푸드 스무디 (224쪽)	월도프 샐러드 (222쪽)	매콤한 훈제 연어 (234쪽)
또는	서트푸드 스무디 (224쪽)	메밀 파스타 샐러드 (235쪽)	쿠스쿠스 하리사소스 두부구이 (207쪽)
13일과 20일	메밀 팬케이크 (236쪽)	미역 된장국 (238쪽)	서트푸드 피자 (239쪽)
또는	베리 믹스 콩 요거트 (베리 믹스 코코넛 요거트) (228쪽)	미역 된장국 (238쪽)	서트푸드 피자 (239쪽)
14일과 21일	서트푸드 오믈렛 (220쪽)	렌틸콩 서트푸드 슈퍼 샐러드 (215쪽)	구운 닭가슴살과 자색 양파 샐러드 (221쪽)
또는	서트푸드 뮤즐리 (209쪽)	렌틸콩 서트푸드 슈퍼 샐러드 (215쪽)	참깨된장소스 두부구이 (200쪽)

4

평생을 위한 서트푸드

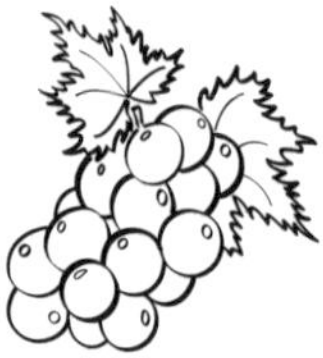

축하합니다. 서트푸드 다이어트의 두 단계가 모두 끝났습니다. 우리가 무엇을 성취했는지 한번 살펴봅시다. 여러분은 1단계인 초성공 단계를 마치고 3.2kg의 체중 감량을 경험했습니다. 그리고 그 결과에는 약간의 근육량 증가가 포함되어 있습니다. 2단계인 14일간의 유지 단계는 1단계에서 얻은 체중 감량 결과를 다지고 체성분을 개선했습니다. 더 중요한 것은 여러분의 건강에 혁명이 시작되었다는 것입니다. 이제 노화로 인해 건강이 나빠지는 흐름은 거스르게 되었습니다. 대신 새로운 에너지와 활력, 웰빙이 함께하는 미래를 스스로 선택한 것입니다.

이제 여러분은 상위 20개의 서트푸드와 친해졌고(74쪽 참고), 그 효능이 얼마나 강력한지도 알게 되었습니다. 앞으로는 서트푸드를 여러분의 식단에 포함시키고 그것을 즐기는 방법까지 익숙해질 겁니다. 서트푸드가 주는 지속적인 체중 감량과 웰빙을 얻으려면 매일 서트푸드를 먹는 습관을 가져야 합니다. 하지만 우린 아직 20개의 서트푸드밖에 모릅니다.

이 장에서는 평생 건강을 위한 청사진을 제공합니다. 이것은 모두에게 적합하고 지속 가능하면서 동시에 필수 영양소를 제공하는 식단으로 '어떻게 몸의 완벽한 균형을 이루는가'에 관한 내용입니다. 궁극적인 목표는 최상의 자연식품을 이용한 서트푸드 다이어트로 계속해서 체중 감량 결과를 유지하는 것입니다.

상위 20개의 서트푸드를 넘어서

우리는 서트푸드가 왜 유익한지 그 이유에 대해서 배웠습니다. 어떤 식물은 복잡한 스트레스 반응 시스템을 갖고 있는데, 여기서 서트인 유전자를 활성화하는 화합물이 생성됩니다. 이것은 우리가 금식하거나 운동할 때 발생하는 지방 연소 및 장수 시스템과 같습니다. 식물이 스트레스에 반응하면 화합물이 생성되는데,

이 양이 많을수록 우리가 식물을 먹을 때 얻는 혜택이 커집니다. 상위 20개의 서트푸드는 이러한 화합물로 가득한 식물입니다. 이 식품들은 체성분과 웰빙에 가장 긍정적인 영향을 줍니다. 하지만 서트인 유전자의 활성화 효과는 '모 아니면 도'가 아닙니다. 다른 식물들도 서트인 활성화 영양소를 생성합니다. 우리는 이 식물들을 여러분의 식단에 다양하게 활용할 것을 적극 추천합니다. 서트푸드 다이어트는 전적으로 서트푸드를 식단에 포함하는 다이어트입니다. 서트인 활성화 특성을 가진 다양한 음식을 식단에 포함할수록 그 효과는 배가 됩니다. 특히 여러분이 좋아하는 음식을 포함한다면 말입니다.

운동을 예로 들어 비유해 보겠습니다. 상위 20개의 서트푸드는 체육관에서 땀 흘리는 것에 비유할 수 있습니다. 1단계는 '신병 훈련소'와 같습니다. 그리고 서트인 활성화 영양소가 들어 있는 음식을 먹는 것은 산책이라고 볼 수 있습니다. 반면 일반 음식을 먹는 것은 하루 종일 소파에 누워서 TV를 보는 것입니다. 물론 이 가운데 체육관에서 땀을 흘리는 일이 가장 좋습니다. 하지만 이것만 하면 곧 싫증을 느끼기 쉽습니다. 그래서 산책도 필요합니다. 여러분이 밖에 나가지 않고 누워만 있다면 더욱 그렇습니다.

우리는 상위 20개의 서트푸드 목록에 딸기를 넣었습니다. 딸기에는 서트인 활성화 영양소인 피세틴이 함유되어 있습니다. 하지만 딸기 외의 다른 베리류도 신진대사에 도움을 주고 건강한 노화를 촉진합니다. 베리류에 속하는 블루베리, 블랙베리, 라즈베리, 블랙커런트 역시 상당한 양의 서트인 활성화 영양소를 망라하고 있습니다.

견과류도 마찬가지입니다. 견과류는 칼로리가 높지만 체중 감량을 촉진하고 허리 사이즈를 줄이는 데 도움이 되며, 만성질환에 걸릴 위험 또한 대폭 줄입니다. 우리가 고른 최고의 견과류는 호두지만, 밤, 피칸, 피스타치오 심지어 땅콩에서도 서트인 활성화 영양소를 찾을 수 있습니다.

다음은 곡물입니다. 최근 곡물에 대한 거부감이 점점 증가하고 있습니다. 하지만 통곡물의 섭취는 염증, 당뇨, 심장병, 암 발병률을 감소시킨다는 연구가 있습니다. 물론 서트푸드로 선정된 유사 곡물인 메밀이 가장 최고지만, 다른 통곡물도 상당량의 서트인 활성화 영양소를 갖고 있습니다. 그러나 가공된 통곡물은 백색 식품이 되어 영양소를 심각하게 훼손합니다. 이러한 곡물은 독성이 강해 현대인의 건강에 악영향을 끼칠 수 있습니다. 우리의 요점은 백색 식품을 먹지 말라는 것이 아닙니다. 가능하다면 통곡물을 섭취하는 것이 훨씬 더 낫다는 말입니다.

퀴노아는 글루텐 프리를 원하는 사람에게 좋은 서트푸드 공급원입니다. 그리고 통곡물로 된 서트푸드 간식을 원한다면 모두가 사랑하는 팝콘이 있습니다.

유명한 슈퍼푸드인 구기자 열매나 치아시드도 서트푸드의 특성을 갖고 있습니다. 이 식물들이 서트푸드로써 혜택을 준다는 사실은 잘 알려져 있지 않습니다. 분명 이 식품들은 우리에게 정말 좋지만, 더 저렴하고 구하기 쉬운 다른 식물들이 있기에, 꼭 구기자 열매나 치아시드를 먹을 필요는 없습니다.

아래에 있는 40개의 식품 목록은 앞서 언급한 20개의 서트푸드 외에 추가적으로 우리가 발견한 것들입니다. 우리는 이 식품들을 체중 감량과 웰빙을 위해 식단에 포함할 것을 적극 권장합니다.

채소

- 아티초크
- 아스파라거스
- 청경채/배추
- 브로콜리
- 꽃상추
- 녹두
- 샬롯
- 미나리
- 치커리

과일	
• 사과	• 크랜베리
• 자두	• 구기자
• 블랙베리	• 금귤
• 블랙커런트	• 적포도

견과류와 씨앗류	
• 밤	• 피칸
• 치아시드	• 피스타치오
• 땅콩	• 해바라기 씨

곡물과 유사 곡물	
• 팝콘	• 통밀로 만든 밀가루
• 퀴노아	

콩류	
• 누에콩	• 흰 강낭콩(강낭콩)

허브와 향신료	
• 부추	• 생강
• 딜Dill	• 페퍼민트
• 말린 오레가노	• 다임
• 말린 세이지	

차	
• 홍차	• 백차

(표에 나와 있는 자두는 여름철 과일이므로 구하기 힘들다면 딸기처럼 다른 과일로 바꿀 수 있다. • 편집자 주)

단백질의 힘

고단백 다이어트는 최근 몇 년간 유명해진 다이어트입니다. 실제로 다이어트를 할 때 많은 양의 단백질을 섭취하면, 포만감을 느끼고 신진대사가 유지되어 근육 손실이 줄어듭니다. 하지만 단백질은 서트푸드와 결합하면 완전히 새로운 단계로 넘어갑니다.

기억할지 모르겠지만, 서트푸드 다이어트의 식단은 최대한 많은 혜택을 얻기 위해 단백질을 필수적으로 포함하고 있습니다. 단백질은 아미노산으로 구성되어 있는데, 그중에서도 류신leucine은 서트푸드의 활동을 강력히 보완하여 그 효과를 높입니다. 이 아미노산은 우리 세포의 작업 환경을 변화시켜서 서트인 활성화 영양소가 효과적으로 작용할 수 있게 합니다. 다시 말해 서트푸드 식단과 류신 단백질이 만나면 우리에게 최상의 결과를 준다는 것입니다. 류신 공급원으로 가장 좋은 식품은 적색육, 가금류, 생선, 해산물, 달걀, 유제품 등이 있습니다.

동물 기반의 단백질

근래 들어 동물성 식품이 서구의 질병, 특히 암을 유발하는 원인으로 지목되고 있습니다. 이것이 사실이라면 동물성 식품과 서트푸드를 함께 먹는 것은 별로 좋은 생각이 아닙니다.

유제품에 대해서 걱정되는 문제 중 하나는 단순한 음식이 아니라는 데 있습니다. 바로 성조숙증을 유도하는, 고도로 정교화된 신호 체계 때문입니다. 우리 몸속에서 유제품이 지속적으로 일으키는 과도한 성장 신호를 mTOR(mammalian target of rapamycin, 포유류라파마이신표적)'이라고 합니다. 이 신호는 노화, 비만, 제2형 당뇨병, 암, 퇴행성 신경질환 등의 발병과 상관있습니다. 이 복잡한 신호 체계는 새로운 연구 분야라서 아직 밝혀진 게 많이 없지만, 사람들은 이미 유제품을 멀리하고 있습니다. 그런데 유제품과 서트푸드를 함께 먹으면, mTOR이 우리 세포에 미치는 악영향을 막아서 위험을 크게 줄여 줍니다. 따라서 유제품 기반 식단에는 서트푸드를 반드시 포함해야 합니다.

유제품은 귀중한 단백질 공급원일 뿐만 아니라 요오드, 칼슘, 인 같은 비타민과 미네랄의 탁월한 공급원입니다. 성인 권장량은 하루 세 번이고, 우유는 1ℓ를 넘지 않아야 합니다.

전반적으로 유제품과 암의 상관관계에 대해 여러 이견이 있습니다. 우리가 찾아본 바에 의하면 서트푸드가 풍부한 식단에서 적당량의 유제품 섭취는 문제될 게 전혀 없습니다. 게다가 유제품은 서트푸드의 특성을 보완하는 중요한 영양소를 제공합니다.

유제품은 귀중한 단백질 공급원일 뿐만 아니라 요오드, 칼슘, 인 같은 비타민과 미네랄의 탁월한 공급원입니다. 성인 권장량은 하루 세 번이고, 우유는 1ℓ를 넘지 않아야 합니다.

육류와 암에 대해서도 논란이 많습니다. 그중에서도 적색육과 가공육은 대장암에 걸릴 확률을 높인다고 합니다. 그렇다고 식탁에서 완전히 없앨 필요는 없지만, 만약을 위해 조금만 먹는 것이 좋겠습니다.

적색육에 대한 좋은 소식이 있습니다. 연구 결과에 의하면 적색육과 서트푸드를 함께 요리했을 때 암에 걸릴 위험이 낮다고 합니다. 실제로 서트푸드는 적색육의 유해 효과를 중화시키는 데 도움이 됩니다. 허브, 향신료, 엑스트라버진 올리브오일로 양념장을 만들어서 고기를 재우거나 식후에 녹차 한 잔 또는 다크초콜릿을 먹습니다. 그렇다고 적색육을 너무 많이 먹어서는 안 됩니다. 적색육은 일주일에 날 것일 때는 700~750g, 요리한 상태에서는 500g 이하로 섭취하기를 권장합니다.

가금류는 단백질뿐만 아니라 비타민 B군, 칼륨, 인과 같은 비타민과 미네랄의 탁월한 공급원입니다. 성인 권장량은 없지만 너무 많이 먹으면 곤란합니다.
적색육 역시 단백질은 물론이고 철, 아연, 비타민 B_{12} 같은 비타민과 미네랄이 풍부하게 들어 있습니다. 성인 권장량은 일주일에 최대 세 번입니다.

달걀과 암의 상관관계에 대해서는 육류나 유제품만큼 연구가 진전되지 않았지만, 미루어 짐작건대 걱정할 수준은 아닌 것 같습니다. 대신 심장 질환과는 관련이 있습니다. 계란에는 콜레스테롤이 많기 때문입니다. 그런 이유로 사람들은 계란을 적게 먹어야 한다고 말합니다. 하지만 네팔, 태국, 남아프리카를 포함한 여러 나라에서는 계란을 매일 규칙적으로 먹을 것을 권합니다. 과연 어느 쪽이 맞는 말일까요? 정답은 후자입니다. 매일 계란을 먹는 것은 관상동맥질환이나 심장마비와 아무런 관련이 없습니다. 유전적으로 콜레스테롤 섭취를 줄여야 하는 사람이라면 몰라도 일반 사람들은 해당하지 않습니다.

계란은 중요한 단백질 공급원일 뿐만 아니라 비타민 B군, 비타민 A, 카로티노이드(carotenoid, 동식물에 있는 색소로 비타민 A를 형성한다 • 편집자 주)와 같은 필수 영양소의 공급원입니다. 성인 권장량은 균형 잡힌 식단의 일부로 원하는 만큼 먹을 수 있습니다.

3의 힘

단백질 다음으로 서트푸드를 강력하게 보완하는 영양소 그룹은 오메가3의 긴사슬지방산(12개 이상의 탄소수를 가진 지방산 • 편집자 주)인 EPA(음식물로 섭취해야 하는 불포화지방산 • 편집자 주)와 DHA(등 푸른생선에 많은 고도불포화지방산 • 편집자 주)입니다. 수년 동안 오메가3는 건강 세계에서 가장 중요한 영양소였습니다. 오메가3는 장수와 직접적으로 연관 있는 신체 일부의 서트인 유전자의 활동을 강화합니다. 이것은 오메가3를 서트푸드의 완벽한 짝으로 만들어 줍니다.

오메가3는 염증을 줄이고 혈액 내 지방 수치를 줄이는 데 효과가 있습니다. 또 심장 건강에도 좋은 영향을 미칩니다. 혈액의 응고 가능성을 줄이고 심장 박동을 안정시켜 혈압을 낮추기 때문입니다. 이외에도 오메가3의 장점은 많습니다. 대표적인 것으로 치매 예방에 도움이 된다는 것을 들 수 있습니다.

보통 오메가3를 말할 때 생선, 특히 기름기가 많은 어종을 언급합니다. 왜냐하면 생선만큼 EPA와 DHA를 풍부하게 가진 식품이 없기 때문입니다. 이 혜택을 얻으려면 일주일에 두 번 기름기가 있는 생선을 먹는 게 좋습니다.

견과류, 씨앗류, 녹색 채소도 오메가3를 함유하고 있지만 알파-리놀렌산Alpha-linolenic Acid 형태로 존재하기에 신체 내에서 EPA와 DHA로 변환되어야 합니다. 대개 이 변환은 잘 일어나지 않고 알파-리놀렌산이 제공하는 오메가3의 양은 무시해도 될 만큼 적습니다. 따라서 오메가3의 혜택을 받으려면 생선을 먹는 것이 좋습니다. 최고의 오메가3 공급원을 순서대로 나열하자면 청어, 정어리, 연어, 송어, 고등어입니다. 참치에도 오메가3가 들어 있지만 대부분의 캔 제품은 영양소가 파괴된 상태입니다. 채식주의자와 비건은 보완 식품으로 미세조류(식물성 플랑크톤)를 하루 최대 300mg 섭취할 것을 권장합니다.

> 기름진 생선은 오메가3, 단백질, 비타민 A, 비타민 B군 그리고 요오드와 아연 같은 미량 무기질의 훌륭한 공급원입니다. 성인 권장량은 일주일에 최소 두 번 생선을 먹되 그중 한 번은 기름진 생선을 먹는 것입니다.

서트푸드는 모든 영양소를 공급한다

앞서 우리는 서트푸드 다이어트로 원하는 몸매를 얻고, 그 과정에서 건강을 증진시킬 수 있도록 서트푸드의 혜택을 얻는 것에 초점을 맞췄습니다. 그런데 장기적으로 다이어트를 하려면 서트인 활성화 영양소를 넘어선 이상의 것이 있어야 합니다. 그것은 바로 웰빙의 필수 요소인 비타민, 미네랄 그리고 섬유질입니다. 이를 충족하기 위해 우리가 반드시 먹어야 하는 음식에는 어떤 것들이 있을까요?

흥미롭게도 우리가 발견한 것은 서트푸드를 먹을 때 단백질이 풍부한 식품과 오메가3의 공급원을 보충하면 모든 필수 영양소를 다 섭취할 수 있다는 것입니다. 이는 다른 다이어트에서는 볼 수 없는 서트푸드 다이어트만의 장점입니다. 이를테면 우리는 케일을 식단에 포함했습니다. 케일은 강력한 서트푸드 중 하나로 비타민 C, 비타민 K, 엽산 그리고 망간, 칼슘, 마그네슘 같은 미네랄의 훌륭한 공급원입니다. 또 면역력을 강화하는 베타카로틴과 눈 건강에 좋은 루테인, 제아잔틴의 공급원이기도 합니다.

마찬가지로 호두도 마그네슘, 구리, 아연, 망간, 칼슘, 철, 섬유소 같은 미네랄이 풍부합니다. 메밀은 망간, 구리, 마그네슘, 칼륨, 섬유질을 갖고 있습니다. 자색 양파는 비타민 B6, 엽산, 칼륨, 섬유소를 함유하고 있습니다. 또 딸기는 칼륨, 망간, 비타민 C의 탁월한 공급원입니다.

앞에서 추가한 40개의 서트푸드 목록을 식단에 포함시켰다면, 여러분은 전보다 훨씬 더 풍부한 비타민과 미네랄, 섬유질을 섭취하고 있을 것입니다. 이처럼 서트푸드는 음식이 왜 우리 몸에 좋은지를 다시 생각하게 합니다. 또 그동안 놓친 건강 식품을 포함시켜서 우리의 식단을 완전하게 만듭니다.

서트푸드 식단에서는 두 가지 핵심 영양소인 셀레늄과 비타민 D가 부족할 수 있습니다. 하지만 이것은 우리가 예상 못한 일이 아닙니다. 왜냐하면 모든 식단에서 공통적으로 나타나는 현상이기 때문입니다. 이것은 셀레늄과 비타민 D가 식품으로부터 공급되는 양이 매우 적다는 것을 의미합니다. 따라서 서트푸드 다이어트를 할 때 이 두 영양소를 보충해야 합니다. 다음은 두 영양소에 대한 설명입니다.

셀레늄

셀레늄은 우리 몸의 면역 체계를 지원하고 염증 조절과 관련해 핵심 역할을 하는 영양소입니다. 또 생식력과 갑상선 기능에도 도움을 줍니다. 질병에서는 암 특히 전립선암에 대한 저항력이 매우 뛰어납니다. 셀레늄이 부족한 사람에게 영양소를 보충하자 전립선암 발병률이 절반으로 떨어졌습니다. 셀레늄은 토양을 통해 식물에 공급되지만 슬프게도 영국을 비롯한 다른 유럽 국가들의 땅에서는 셀레늄이 부족합니다.

셀레늄은 음식에서 극소량 공급되기에 반드시 따로 보충해야 합니다. 미국인을 기준으로 여성의 하루 권장 섭취량은 50㎍, 남성은 100㎍입니다.

브라질너트는 종종 탁월한 셀레늄 공급원으로 칭송됩니다. 하지만 우리는 동의하지 않습니다. 우리도 셀레늄을 충분히 보충해주는 식품이 있기를 바라지만, 불행히도 브라질너트에는 유해 금속인 바륨과 방사성 물질인 라듐이 적지 않게 들어 있습니다. 또 이 식품에 있는 셀레늄의 양은 종류에 따라 1,000배나 차이가 날 정도로 다양합니다. 이 내용이 중요한 이유는 셀레늄을 너무 많이 섭취하는 것은 적게 섭취하는 것만큼이나 건강에 좋지 않다는 연구 결과가 있기 때문입니다.

> 영국과 대부분의 유럽 지역에서 성인 여성은 하루에 50㎍을, 남성은 100㎍의 셀레늄을 반드시 섭취해야 합니다. 셀레늄을 보충하는 최고의 방법은 셀레늄 효모를 통하는 것입니다.

비타민 D

비타민 D는 지난 10년간 엄청난 관심을 받아온 비타민입니다. 뼈 건강의 필수 요소로 알려진 이 영양소는 암, 심장질환, 당뇨, 자가면역질환을 예방하는 데 효과적이라는 연구 결과가 있습니다. 하지만 햇빛으로 얻는 비타민 D와 음식으로 섭취하는 비타민 D의 양에는 굉장한 차이가 있습니다. 여러분이 기름진 생선, 계란, 간, 고기 등으로 매우 풍부한 식단을 먹는다 해도, 비타민 D는 여전히 필요량에 못 미칠 겁니다. 기본적으로 음식은 우리가 필요한 양의 10% 미만을 제공합니다. 나머지 90%는 햇빛에 노출될 때 얻을 수 있습니다. 슬프게도 영국인들은 일광욕을 많이 하지 않습니다. 일광욕을 할 때도 햇빛을 98% 차단시키는 선크림을 바릅니다. 그럼 우리는 어떻게 해야 할까요?

여름에는 안전하게 일광욕을 즐길 것을 추천합니다. 이를테면 선크림 없이 햇빛에 노출되는 시간을 4분 정도로 짧게 하고, 팔과 다리처럼 신체의 4분의 1에 해당하는 부분만 노출하는 겁니다. 이렇게 하면 하루에 필요한 양의 비타민 D를 얻을 수 있습니다. 영국피부과학협회, 영국암연구소, 영국다발성경화증학회, 영국국립심장포럼, 영국국립골다공증학회, 영국피부과의사회가 2010년에 발표한 내용을 보면 햇빛을 완전히 차단하는 것이 주된 목표가 아니라고 합니다. 따라서 정오에 선크림을 바르지 않고 몇 분 정도 밖에 나가 있는 것은 해롭지 않으며, 짧은 시간만으로도 상당한 양의 비타민 D를 생성할 수 있다고 합니다.

겨울에는 보충제가 필요합니다. 영국의 경우 10월 말부터 3월 말 사이에는 햇빛으로 비타민 D를 흡수하기 어렵습니다. 하루에 1,000IU의 비타민 D 보충제를 섭취하면 우리가 필요한 양을 충족할 수 있습니다.

> 위도 41° 이상에 위치한 국가(영국, 북유럽, 일부 북미 국가들)의 성인은, 여름에는 안전하게 햇볕을 쬐고, 10월부터 3월 사이에는 매일 1,000IU의 보충제를 먹으면 필요한 비타민 D를 얻을 수 있습니다.

채식 기반 다이어트의 보완

서트푸드는 지구상에서 가장 훌륭한 식물성 식품입니다. 자연히 식단에 서트푸드를 많이 포함하는 채식주의자는 암, 당뇨, 심장질환, 비만에서 낮은 발병률이 나타나는데, 별로 놀랄 일은 아닙니다. 권위 있는 미국영양사협회 같은 단체는 '채식은 우리 몸에 건강하고 영양도 골고루 갖춰서 특정 질병을 예방하거나 치료할 때 유익하다'고 말해 채식주의 식단을 적극 지지하고 있습니다.

하지만 혹여 채식주의자가 아니더라도 걱정할 필요는 없습니다. 2단계에서 소개한 '땅콩호박과 대추야자 타진(tagine. 고기, 생선, 야채에 향신료를 넣어 만든 모로코식 스튜 • 편집자 주)'처럼 채식주의자와 육식주의자 모두를 만족시킬 수 있는 최상의 채식 요리를 식단에 포함했기 때문입니다.

하지만 완전 채식주의자인 비건의 경우 문제가 달라집니다. 물론 서트푸드는 훌륭한 음식이지만 그것만으로는 부족합니다. 서트푸드에 동물성 단백질을 보충하지 않으면 셀레늄과 비타민 D 외에 다른 영양 결핍도 생길 수 있습니다. 우리는 앞에서 오메가3 지방산이 건강에 얼마나 중요한지 그리고 식물에서 오메가3를 얻는 게 얼마나 어려운지를 살펴봤습니다. 따라서 우리가 채식주의자와 비건에게 추천하는 방법은 DHA가 풍부한 미세조류 보충제를 매일 먹는 것입니다.

특히 비건은 비타민 B_{12} 결핍 현상이 자주 나타납니다(참고로 비타민 B_{12}는 유제품 및 계란 등의 동물성 제품에서만 얻을 수 있다 • 편집자 주). 그래서 채식을 하면 이 영양소가 부족할 수밖에 없습니다. 비타민 B_{12}가 부족하면 심장질환, 빈혈, 신경성 퇴행질환, 우울증, 치매에 걸릴 위험이 높아집니다. 그런데도 여러분이 엄격하게 채식만을 원한다면, 이 문제를 해결할 수 있는 가장 좋은 방법은 비타민 B_{12}를 보충제 형태로 먹는 것입니다.

칼슘도 비건이 주의해야 할 또 다른 영양소입니다. 비건은 칼슘 섭취량이 적어서 골절이 생길 가능성이 30% 이상 더 높습니다. 다행히 채식으로 칼슘을 섭취할 수 있습니다. 칼슘을 섭취할 수 있는 식물 공급원은 다음과 같습니다. 케일, 브로콜리, 청경채와 같은 녹색 채소와 두유, 아몬드 우유, 쌀 우유와 같은 칼슘 강화 음료 그리고 두부, 견과류, 씨앗류입니다. 하지만 칼슘 보충제도 먹는 게 좋습니다.

마지막으로 요오드 결핍입니다. 주로 채식을 하는 사람들에게서 매우 높은 확률로 나타나는데, 채식주의자는 20%, 비건은 80% 정도 발견됩니다. 요오드는 갑상선 호르몬을 생성해 신진대사를 조절하는 중요한 영양소입니다. 요오드 수치를 높일 수 있는 가장 효과적인 방법은 요오드가 함유된 소금을 먹거나 보충제를 섭취하는 것입니다. 그러나 요오드를 너무 많이 섭취하면 적게 섭취하는 것만큼이나 갑상선에 좋지 않다는 것을 염두에 두어야 합니다(한국에서는 요오드가 풍부한 천일염이 있다. 또 한국 사람들은 일상에서 해산물과 해조류를 통해 요오드를 많이 섭취하는 편이다 • 편집자 주).

신체 활동 효과

서트푸드 다이어트의 핵심은 지속적인 체중 감량과 웰빙을 위해 자연이 디자인한 음식을 먹는 것입니다. 간혹 서트푸드 다이어트로 효과를 보면 운동을 안 해도 된다고 생각하기 쉽습니다. 많은 다이어트 책들은 운동하는 것이 올바르게 다이어트하는 것보다 얼마나 비효율적인지 이야기합니다. 그리고 이것은 사실입니다. 아무리 운동을 열심히 해도 건강한 식단을 먹지 않으면 체중 감량은 어렵습니다. 앞에서 살펴본 것처럼 운동은 체중 감량을 위한 것이 아닙니다. 체중 감량을 목표로 운동을 하는 것은 비효율적이고 심하게는 몸에 해로울 수도 있습니다. 그래서 우리는 눈앞에 별이 보일 때까지 러닝머신 위에서 요란하게 달리거나 올림픽 출전을 앞둔 선수가 훈련하는 것처럼 여러분들도 운동하라고 말하지 않습니다. 그렇다면 일상생활에서 쉽게 할 수 있는 약한 강도의 운동은 어떨까요?

확실히 우리는 과거보다 덜 활동적입니다. 과학 기술이 나날이 발전하면서 우리의 신체 활동은 전보다 훨씬 단순해졌습니다. 아침에 출근할 때 운전해서 가고, 엘리베이터를 타고, 하루 종일 책상에 앉아 있다가 다시 운전해서 집에 오고 자기 전까지 누워서 TV를 봅니다. 우리는 이 일상을 매일 반복합니다.

잠시 다이어트는 잊고 우리가 활동적으로 움직일 때 건강에 어떤 영향을 미치는지 한번 알아봅시다. 여기에는 심혈관질환, 심장마비, 고혈압, 제2형 당뇨, 골다공증, 비만, 암 발병률의 감소와 기분, 수면, 자신감, 웰빙의 개선이 포함됩니다. 물론 우리가 활동적일 때 얻는 수많은 혜택은 서트인 유전자를 깨움으로써 활성화되지만, 그렇다고 해서 '서트푸드를 먹으면 운동하지 않아도 된다'는 것은 아닙니다. 운동은 서트푸드 다이어트를 완벽하게 만들어 주는 보완책으로 이해해야 합니다. 운동은 서트인 유전자를 최대로 자극하기 때문입니다.

우리가 말하는 운동은 생활건강 캠페인 문구처럼 일주일에 다섯 번 30분 정도 신체 활동을 하는 것을 의미합니다. 이를테면 빠른 걸음으로 걷기가 있습니다. 아니면 여러분이 즐기는 다른 운동도 괜찮습니다. 따로 운동할 시간을 내기 어렵다면 일상생활에서 하는 방법도 있습니다. 예를 들어 차 대신 자전거 타기, 버스에서 한 정거장 미리 내려 걷기, 조금 먼 곳에 주차하고 걷기, 엘리베이터 대신 계단 이용하기 등이 있습니다. 운동을 위한 운동이 싫다면 다른 활동을 위해 운동할 수도 있습니다. 주말에 정원 가꾸기, 아이들과 공원에서 놀기, 개와 산책하기 등이 그것입니다. 이와 같이 여러분을 움직이게 하는 적절한 강도의 규칙적인 신체 활동은 서트인 유전자를 활성화하고 서트푸드 다이어트의 혜택을 더욱 강화할 것입니다.

> 풍부한 서트푸드 식단을 먹으면서 신체 활동을 하면, 서트인 유전자를 최대로 활성화시키기 때문에 기타 비용을 절약할 수 있습니다. 필요한 것은 일주일에 다섯 번 30분 정도 걷는 것이 전부입니다.

요약

- 상위 20개의 서트푸드가 다이어트의 중심이 되어야 하지만, 이외에도 서트인 유전자를 활성화할 수 있는 다른 식물들이 많이 있습니다. 따라서 이 식물들도 식단에 포함시켜서 다이어트를 더욱 다양하고 다채로운 것으로 만들어야 합니다.
- 서트푸드가 풍부한 식단에 동물성 식품과 생선을 보충하면, 다른 필수 영양소를 섭취할 수 있을 뿐만 아니라 서트인 유전자를 활성화해 모든 혜택을 얻을 수 있습니다.
- 다른 다이어트와 마찬가지로 서트푸드 다이어트도 필수 영양소인 셀레늄과 비타민 D가 부족하므로 보충제를 사용해야 합니다.
- 채식주의자와 비건은 서트푸드 식단으로 모든 혜택을 얻을 수 있지만, 특정 영양소 결핍에 대비해 식품을 선택하거나 보충제를 섭취해야 합니다.
- 서트푸드 다이어트를 하는 사람들은 웰빙과 서트인 활성화 효과를 얻기 위해 하루 30분씩 일주일에 다섯 번 신체 활동을 할 것을 권장합니다.

5

모두를 위한 서트푸드

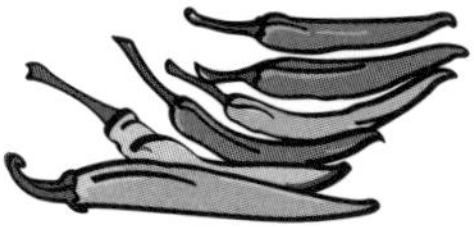

서트푸드를 알면 알수록 우리는 서트푸드가 얼마나 광범위하게 응용될 수 있는지 깨달았습니다. 세상에 같은 식단을 향유하는 사람은 없고, 건강을 신경 쓰는 사람들은 특정 다이어트를 실천합니다. 그중에서도 간헐적 단식이나 저탄수화물 식사, 팔레오 식단(paleo. 구석기인들의 식단을 따르는 것 • 편집자 주) 그리고 글루텐 프리 식단이 인기를 끌고 있습니다. 누구는 어떤 다이어트를 불신하는 반면 누구는 그 다이어트의 효능을 확신합니다. 그럼 서트푸드를 이 모든 다이어트에 어떻게 응용할 수 있을까요?

우리는 인기 다이어트에 서트푸드를 통합하면 다이어트 효과가 크게 증가할 것이라고 확신했습니다. 충분한 양의 서트푸드를 추가하면 다이어트를 통해서 얻는 건강 증진 및 체중 감량 효과가 크게 증가될 것이기 때문입니다. 이런 이유로 서트푸드는 보편적인 성격을 갖습니다. 여러분에게 잘 맞는 다이어트에 서트푸드를 추가하면 분명 더 좋은 결과를 얻게 될 겁니다.

우리는 분주한 실천가입니다. 서트푸드에 대한 우리의 열정이 점점 커지면서, 우리는 고객들이 어떤 다이어트를 하든 서트푸드를 포함하도록 했습니다. 결과는 명확했습니다. 서트푸드는 모든 다이어트에 통합될 수 있을 뿐만 아니라 다이어트의 효과를 강화합니다. 그런 이유로 사람들은 다이어트를 할 때 서트푸드를 필수로 섭취해야 합니다. 이를 간과하면 여러분은 굉장한 이점을 놓치고 있는 겁니다.

간헐적 단식과 5:2 다이어트

IF라고도 알려진 간헐적 단식은 '5:2 다이어트'의 급격한 성공으로 알 수 있듯 지난 몇 년간 엄청난 열풍을 몰고 왔습니다. 이 다이어트는 일주일 중 2일은 칼로리 섭취를 500~600kcal로 제한하고 나머지 5일은 원하는 대로 먹습니다.

간헐적 단식에 대한 연구는 아직 충분하지 않지만, 분명 몇 가지 질병 위험과 체중을 줄이는 데 효과가 있어 보입니다. 하지만 우리가 앞에서 본 것처럼 이 방법은 많은 사람들에게 적합하지 않습니다. 결과적으로 원치 않는 근육 손실이 일어나고, 계속해서 다이어트를 유지해야만 효과를 볼 수 있기 때문입니다. 우리의 경험을 미루어 볼 때, 대부분의 사람들은 긴 시간 동안 간헐적 단식을 지속하기 힘들어합니다. 배고픈 생각이 여러분을 야금야금 갉아 먹기 때문입니다.

간헐적 단식이 만병통치약은 아니지만, 인기가 많은 데는 다 이유가 있을 겁니다. 또 이 다이어트를 열렬히 지지하는 팬도 있겠지요. 충분히 존중합니다. 그런데 만약 간헐적 단식의 식단을 '서트푸드화'하면 어떻게 될까요?

서트푸드를 간헐적 단식의 식단에 포함시키면 배고픔을 덜 느끼고 근육을 유지하게 됩니다. 즉 금식의 부작용을 줄이고 서트푸드가 주는 모든 혜택을 얻을 수 있습니다. 그리고 보너스가 있습니다. 혹시 단식으로 서트인 유전자가 활성화된다는 것을 기억하시나요? 서트푸드도 서트인 유전자를 활성화합니다. 다시 말해 서트푸드를 식단에 포함시키면 여러분이 해야 하는 단식의 부담감을 서트푸드가 덜어준다는 것입니다. 이로써 전보다 유지 가능한 수준으로 칼로리를 높이면서도 똑같은 다이어트 효과를 보게 됩니다. 우리는 이 사실을 실험에서 발견했습니다. 여러분은 이 책에 나오는 서트푸드 녹즙을 식단에 추가하기만 하면 됩니다. 그러면 간헐적 단식을 하는 이틀 동안 500~600kcal로가 아니라 800~1,000kcal를 섭취할 수 있습니다.

만약 여러분이 간헐적 단식을 하는데 식단에 서트푸드를 추가하지 않으면, 좋은 방법을 두고 단식하는 나를 힘들게 하고 있다는 뜻입니다. 실제로 간헐적 단식에 서트푸드를 포함하면 완전히 새로운 혜택을 얻을 수 있습니다. 간헐적 단식은 다이어트의 질적인 면을 거의 외면하고 있습니다. 오직 칼로리를 줄이는 것에만 집중합니다. 간헐적 단식의 팬들은 단식하는 날을 제외하면 원하는 대로 먹을 수 있다는 이유로 이 다이어트를 지지합니다. 그들이 먹는 음식이 좋은지 나쁜지는 별로 중요하지 않아 보입니다. 하지만 우리 몸을 최고의 상태로 유지하려면 필수 영양소를 계속해서 공급해 줘야 합니다. 한번 생각해 봅시다. 2일은 금식하고 나머지 5일은 영양가 없는 가공식품을 실컷 먹어도 정말 알츠하이머나 심장질환을 예방할 수 있을까요?

반대로 5일 동안 영양소가 응축된 서트푸드를 식단에 포함시키면 어떻게 될까요? 그러면 지방을 태우고 건강을 증진시키는 날은 일주일에 2일 아니라 7일 전체가 될 것입니다. 서트푸드를 안다면 간헐적 단식을 업그레이드하는 것은 쉬운 일입니다. 마치 흑백 텔레비전을 고해상도 텔레비전으로 바꾸는 것과 같습니다.

저탄수화물 다이어트

저탄수화물 다이어트의 아버지인 앳킨스가 일약 스타가 되면서 이 다이어트는 체중 감량의 중요한 지표가 되었습니다. 게다가 뒤캉 다이어트 같은 후속 다이어트들이 나와서 저탄수화물 다이어트 운동은 계속되었습니다. 그 과정에서 이와 관련된 책들이 수천만 부 이상 팔렸습니다. 저탄수화물 다이어트는 설탕과 탄수화물을 거부하는 사람들의 정서를 반영합니다. 점점 많은 사람들이 저지방 패러다임을 버리고 "탄수화물이 적이다"라고 외치고 있습니다.

서트푸드 다이어트의 장점 중 하나는 이러한 분쟁이 없다는 것입니다. 왜냐하면 서트푸드 다이어트는 기존 식단에 서트푸드를 포함하는 다이어트이기 때문입니다. 따라서 원하는 몸매를 얻기 위해 한쪽 입장은 취하고 다른 쪽 입장은 버릴 필요가 없습니다. 그럼에도 많은 사람들은 저탄수화물 스타일의 식단을 선호합니다. 여기에 서트푸드가 어떻게 어울릴 수 있을까요?

만약 여러분이 저탄수화물 다이어트를 하고 있다면, 우리는 서트푸드를 여러분의 식단에 포함할 것을 강력히 추천합니다. 저탄수화물 다이어트의 가장 큰 문제점은 채식 메뉴가 부족하다는 것입니다. 거의 모든 식단이 육류, 생선, 계란, 치즈 그리고 다른 유제품으로만 이루어져 있습니다. 탄수화물만 적게 먹으면 된다고 생각하는 것입니다.

슬프게도 우리가 아는 모든 건강과 다이어트는 채식을 별로 중요하게 여기지 않습니다. 식물에서 얻을 수 있는 유익한 영양소가 사라진 식단은 치매, 심장질환, 암 같은 만성질환을 예방할 수 없습니다. 그런데 저탄수화물 식단에 풍성한 서트푸드를 포함하면 가능합니다. 상위 20개의 서트푸드를 보면 대부분 저탄수화물 식품인 것을 알 수 있습니다. 우리가 말하는 것은 풍부한 녹색 잎채소(셀러리, 치커리, 케일, 루꼴라, 자색 양파), 요리용 허브(러비지, 파슬리), 향신료(홍고추, 강황), 케이퍼, 호두, 코코아, 엑스트라버진 올리브오일 그리고 음료(커피, 녹차)입니다. 저탄수화물인지 아닌지 논란이 많은 딸기는 100g 정도 되는 양에도 탄수화물은 티스푼 하나 정도만 들어 있습니다.

결론은 어떤 저탄수화물 다이어트도 서트푸드가 부족한 다이어트여서는 안 된다는 것입니다. 저탄수화물 다이어트에 서트푸드를 포함시키면 체중 감량뿐만 아니라 건강에 대한 잠재력까지 효과를 볼 수 있습니다.

팔레오 다이어트

팔레오 다이어트(일명 구석기 다이어트 • 편집자 주)는 근대농업과 식품가공 산업이 발달하기 전인 고대로 돌아가서 우리 조상들이 먹었던 음식으로 다이어트를 하는 방법입니다. 그래서 수렵과 채집 생활을 할 때처럼 고기, 생선, 조개, 채소, 과일, 견과류만 먹어야 합니다. 반면 유제품, 시리얼, 설탕 등의 모든 가공식품은 먹을 수 없습니다.

우리는 팔레오 다이어트를 하는 사람들에게 묻고 싶습니다. 고대부터 있었던 서트인 유전자를 깨우고 우리와 함께 진화한 식물보다 더 예스러운 음식이 있을까요? 우리는 그동안 식물과 동물이 탈수, 뜨거운 햇빛, 영양 부족, 포식자의 공격 같은 환경 스트레스에 대처하기 위해 노력해 왔음을 알고 있습니다. 특히 식물은 꼼짝없이 한 곳에서만 살아야 해서 더욱 정교한 스트레스 반응 시스템을 만들었습니다. 환경에 즉각적으로 대처할 수 있도록 복잡한 폴리페놀 집합체를 생성하는 방식으로 말입니다. 인간은 수천 년 동안 식물로부터 이 폴리페놀을 섭취해 식물이 만든 스트레스 반응 시스템에 편승했습니다. 그 결과 우리 몸속의 서트인 유전자를 깨우고 엄청난 혜택을 누리게 된 것입니다.

우리 조상들이 수렵 및 채집 생활하면서 먹어 왔던, 서트인을 활성화시키는 식물보다 더 오래된 식단이 있을까요? 서트푸드는 분명 팔레오 철학이 놓치고 있는 부분입니다.

글루텐 프리 다이어트

글루텐을 피해야 하는 사람들에게 서트푸드의 장점은, 상위 20개의 서트푸드가 글루텐이 없는 자연식품이라는 것입니다. 글루텐은 밀, 호밀, 보리에서 발견되는 단백질의 일종입니다. 글루텐에 알레르기가 있는 사람들 중에는 교차오염 때문에 호밀에도 민감하게 반응합니다. 영국과 유럽에서 약 100명 중 1명은 자가면역질환과 만성소화장애 증상이 있는데, 이들은 글루텐에 매우 민감해서 어떤 형태로도 글루텐을 섭취할 수 없습니다. 하지만 글루텐 알레르기가 있는 사람 외에도 점점 많은 사람들이 글루텐 프리gluten-free 다이어트를 시도하고 있습니다.

사람들이 글루텐 프리 다이어트를 할 때 빵, 파스타 그리고 글루텐이 들어간 곡물 섭취를 중단합니다. 하지만 이 식단은 큰 문제점을 안고 있습니다. 건강 유지에 필요한 영양소와 섬유질을 공급받지 못하고 있기 때문입니다. 서트푸드 다이어트가 훌륭한 이유는 바로 여기에 있습니다. 가장 강력한 서트푸드 중 하나인 메밀에는 글루텐이 거의 없습니다. 메밀은 영양이 풍부한 유사 곡물입니다. 또 밀가루, 파스타, 콘플레이크, 면 요리처럼 글루텐이 들어가는 다양한 식품을 대체할 수 있어서 활용도가 높습니다(참고로 메밀을 구입할 때는 재료 성분이 100% 메밀인지 확인해야 한다 • 편집자 주).

가장 좋은 다이어트 식단은 다채로워야 합니다. 매일 같은 음식만 먹거나 식단이 단조로워서는 안 됩니다. 우리는 또 다른 유사 곡물인 퀴노아를 주목했습니다. 퀴노아에는 글루텐이 없습니다. 게다가 서트인 활성화 영양소를 많이 갖고 있어서 메밀의 완벽한 대체재입니다. 퀴노아는 건강식품점과 온라인에서 가루, 콘플레이크, 파스타의 형태로 쉽게 구할 수 있습니다. 정리하면, 글루텐 프리 다이어트를 하는 사람에게 퀴노아와 메밀은 기존 음식을 대신할 수 있는 편리한 식품입니다. 또 퀴노아와 메밀이 서트푸드이기 때문에 일반 다이어트에서 부족한 영양소를 보충할 수 있습니다.

우리는 슈퍼마켓 진열대에서 팔리고 있는 수많은 글루텐 프리 상품들에 대해 이야기하지 않을 수 없습니다. 대부분 불량 식품이나 다름없기 때문입니다. 이 제품들은 고도로 가공된 글루텐이 없지만 단맛이 나는 케이크, 비스킷, 쿠키, 시리얼입니다. 글루텐 프리 다이어트가 떠오르면서 이 식품들 역시 인기를 끌었지만, 글루텐 프리 제품이 필연적으로 건강한 식품이라는 생각을 버려야 합니다. 잘 살펴보면 영양학적으로 텅 비어 있음을 알 수 있습니다. 만약 여러분이 글루텐 프리 다이어트를 한다면, 건강과 웰빙을 최대한으로 끌어올리기 위해 불량식품이 아닌 천연적으로 글루텐이 없는 서트푸드로 식단을 만들 것을 강력 추천합니다.

요약

- 서트푸드는 다른 모든 다이어트와 호환될 뿐만 아니라 해당 다이어트의 장점도 강화합니다.
- 간헐적 단식을 할 때 서트푸드를 포함하면 덜 힘들게 칼로리를 제한할 수 있고 더 좋거나 동일한 혜택을 얻을 수 있습니다.
- 저탄수화물 다이어트의 채식 결핍은 서트푸드로 해결할 수 있습니다.
- 서트푸드는 서트인을 활성화하는 폴리페놀을 가지고 있는데, 이것은 수천 년 동안 인간이 먹고 혜택을 얻은 고대의 음식입니다.
- 상위 20개의 서트푸드는 천연적으로 글루텐을 함유하고 있지 않아서 글루텐 프리 다이어트를 하는 사람들에게 요긴합니다.

6

질문과 답변

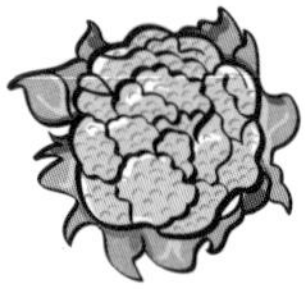

1단계를 진행할 때 운동을 해야 하나요?

규칙적인 운동은 건강을 위해 할 수 있는 가장 좋은 일입니다. 1단계를 진행할 때 적절한 운동을 하면 체중 감량과 건강 강화에 도움이 됩니다. 우리는 여러분이 일주일 동안 평소 수준의 운동을 할 것을 권장합니다. 일반적으로 편안함을 느낄 정도로만 하면 됩니다. 너무 강렬한 운동은 몸에 많은 스트레스를 유발할 수 있기 때문입니다. 그러니 여러분의 몸이 어떻게 느끼는지 잘 살펴봐야 합니다. 절대 운동하느라 자신을 몰아붙일 필요 없습니다. 대신 서트푸드가 그 힘든 작업을 대신할 겁니다.

날씬한 사람이 서트푸드 다이어트를 해도 되나요?

저체중인 사람에게는 서트푸드 다이어트의 1단계를 추천하지 않습니다. 자신이 저체중인지 확인하려면 체질량지수Body Mass Index, BMI를 이용하면 됩니다. 키와 몸무게만 알면 온라인으로 BMI를 계산할 수 있습니다. 만약 BMI가 18.5 이하라면 1단계를 진행하지 않는 게 좋습니다. 또 BMI가 18.5에서 20 사이라면, 1단계를 진행하면서 BMI가 18.5 이하로 떨어질 수 있으므로 주의를 기울여야 합니다. 많은 사람이 슈퍼 스키니 몸매를 선망하지만, 실제로 저체중이 되면 면역력 약화, 뼈 약화로 인한 골다공증 위험이 증가하고 생식능력 문제가 발생해 전반적으로 건강에 악영향을 미칩니다. 그런 까닭에 저체중인 사람에게는 1단계를 권하지 않습니다. 하지만 균형 잡힌 식사를 하고 건강상의 혜택을 얻고 싶다면 서트푸드를 강력하게 추천합니다.

만약 날씬한데 BMI 지수가 20~25라면 1단계 시작을 주저할 이유가 없습니다. 우리 실험에 참여했던 대부분의 참가자들도 이 범위에 속했습니다. 모두 상대적으로 정상체중이었지만, 실험이 끝나고 인상적인 체중 감량 결과를 얻었습니다. 중요한 것은 참가자들이 새로운 에너지를 얻었고 몰라보게 예뻐지고 멋있어졌다는 것입니다. 서트푸드 다이어트는 체중 감량뿐만 아니라 건강 개선을 위한 다이어트라는 사실을 잊지 마십시오.

비만인 사람에게도 서트푸드 다이어트가 적합한가요?

물론입니다. 실험 참가자 중에서 비만이 별로 없었다는 이유만으로 다이어트를 미루지 마십시오. 참가자 중 소수만이 비만이었던 이유는 건강을 생각하는 사람들이 모인 피트니스 클럽에서 진행되었기 때문입니다. 하지만 정상체중인 사람보다 비만이었던 소수의 참가자들이 훨씬 더 좋은 결과를 얻었습니다. 이 사실에 자극 받기 바랍니다. 연구에 의하면 서트인 유전자의 활성화는 건강을 이롭게 합니다. 따라서 여러분은 이 다이어트가 여러분에게 주는 건강상의 혜택을 반드시 얻어가야만 합니다. 비만은 수많은 만성질환을 일으킵니다. 하지만 서트푸드는 바로 그러한 질환으로부터 여러분들을 보호합니다.

서트푸드 다이어트를 하고 목표 체중을 달성했어요. 더 이상 살 빼고 싶지 않은데, 서트푸드는 안 먹어도 되나요?

먼저 원하는 체중으로 감량한 것을 축하합니다. 여러분은 서트푸드와 함께 놀라운 성공을 이루었습니다. 하지만 성공은 여기서 끝나지 않습니다. 더 이상의 칼로리 제한은 권하지 않지만, 서트푸드는 여전히 여러분의 식단에 포함되어야 합니다. 우리 고객들 중에서 많은 사람은 이상적인 체성분을 갖고 있지만 계속해서 서트푸드를 먹습니다. 서트푸드는 여러분의 평생 건강을 위한 것입니다. 또 우리가 원래의 체중과 체성분을 되찾을 수 있도록 돕습니다. 이로써 여러분은 멋진 모습과 좋은 상태를 유지하게 됩니다. 모든 사람들이 서트푸드 다이어트로 이러한 결과를 얻는 것, 이것이 바로 우리가 원하는 결과입니다.

2단계까지 마쳤어요. 아침에 녹즙 마시는 거 그만해도 되나요?

녹즙은 여러분의 하루를 환상적으로 시작할 수 있는 좋은 방법입니다. 그래서 우리는 서트푸드 녹즙을 장기적으로 섭취할 것을 권장합니다. 서트푸드 녹즙은 강력한 지방 연소와 웰빙 개선을 위해 서트인 활성화 영양소를 공급하는 채소들로 설계되었습니다. 하지만 우리는 다양성을 추구합니다. 아침에 서트푸드 녹즙을 마실 것을 권하지만, 다른 서트푸드 재료와 섞어서 녹즙을 만드려는 시도 역시 추천합니다.

처방받은 약을 먹고 있어요. 서트푸드 다이어트를 해도 괜찮을까요?

서트푸드 다이어트는 대부분의 사람들에게 적합한 다이어트입니다. 하지만 강력한 지방 연소와 건강에 유익한 효과 때문에 의사가 처방한 약물이 몸에 다르게 작용할 수도 있습니다. 또 금식 상태에서 먹는 것이 적절하지 않은 약물도 있을 겁니다.

우리는 서트푸드 다이어트를 실험하기 전에 모든 참가자가 다이어트를 해도 되는지 또 약을 복용하는 참가자가 있다면 괜찮은지를 확인했습니다. 하지만 현실적으로 여러분의 적합성을 우리가 평가하기는 어렵습니다. 만약 심각한 건강 문제로 약을 복용하거나 다이어트를 해서는 안 되는 이유가 있다면 먼저 의사와 상담하기를 권장합니다. 실제로 다이어트를 했을 때 괜찮을 가능성이 있지만, 그래도 먼저 확인하는 것이 중요합니다.

임신 중인데 서트푸드 다이어트를 해도 될까요?

여러분이 임신을 할 계획이 있거나 임신 중인 경우 또 모유 수유 중일 때는 서트푸드 다이어트를 하지 않는 게 좋습니다. 서트푸드 다이어트는 강력한 체중 감량 다이어트라서 그러한 사람들에게는 적합하지 않습니다. 하지만 서트푸드는 건강에 매우 좋은 식품입니다. 그러니 임신을 위한 다양하고 균형 잡힌 식단의 일부로 서트푸드를 포함할 것을 추천합니다. 대신 적포도주는 알코올이 있기 때문에 피해야 합니다. 카페인이 들어간 커피, 녹차, 코코아는 하루 300mg 이내로 섭취하는 것이 좋습니다. 일반적으로 머그컵 한 잔 분량의 인스턴트커피에는 100mg의 카페인이 들어 있습니다. 우리가 추천하는 방법은 하루에 녹차와 말차를 합쳐서 네 잔을 넘지 않는 것입니다. 이외에는 여러분의 식단에 서트푸드를 자유롭게 포함해도 됩니다.

어린이도 서트푸드 다이어트를 해도 되나요?

서트푸드 다이어트는 강력한 체중 감량 다이어트라서 어린이를 위한 것이 아닙니다. 그렇다고 해서 우리의 건강을 이롭게 하는 서트푸드를 식단에서 빼라는 말이 아닙니다. 서트푸드는 어린이에게 매우 건강한 식품으로, 균형 잡힌 영양가 있는 식단을 만들어 줍니다. 2단계에서 소개한 많은 레시피는 어린이를 비롯해 가족을 위한 식사로 설계되었습니다. 예를 들어서 서트푸드 피자, 서트푸드 칠리 콘 카르네, 서트푸드 한입 간식처럼 어린이들이 좋아하고 영양학적으로도 탁월한 레시피들이 많이 있습니다.

그러나 지방 연소를 위해 농축된 서트푸드 녹즙은 어린이에게 추천하지 않습니다. 또 커피나 녹차처럼 카페인이 함유된 식품 역시 권하지 않습니다. 마지막으로 매운 홍고추를 먹을 때도 조심해야 하는데, 어린이를 위해 순한 맛으로 요리하는 게 좋습니다.

1단계를 할 때 쉽게 피로해지거나 두통이 생기지는 않나요?

서트푸드 다이어트의 1단계는 대부분의 사람들이 일반 식단에서 섭취할 수 없는 강력한 자연식품 혼합물로 구성되어 있습니다. 그래서 일부 사람들은 영양소를 받아들이는 과정에서 특정 반응이 몸에 나타날 수 있습니다. 예를 들면 가벼운 두통이나 피로감 같은 증상입니다. 하지만 이러한 증상들은 금방 사라지는 것들입니다.

우리가 이렇게 확신하는 이유는 몇몇 사람들이 가끔 경미한 증상을 겪다가 금방 나아졌기 때문입니다. 대부분 며칠 내로 새 에너지와 활력 그리고 웰빙을 경험했습니다. 물론 증상이 심하거나 걱정될 정도라면 즉시 내원해 의사의 조언을 받아야 합니다.

영양제를 먹어야 하나요?

의사나 다른 의료 전문가가 여러분에게 특별히 처방한 것이 아니라면, 우리는 무분별한 영양제 섭취를 추천하지 않습니다. 서트푸드는 영양제에 없는 무언가를 갖고 있습니다. 바로 엄청난 시너지 효과를 일으키는 천연 식물 화합물에 담긴 영양소입니다. 하지만 어떤 영양제는 너무 많이 섭취하면 서트푸드의 유익한 효과를 상쇄시킬 가능성이 있습니다. 이것은 우리 모두가 절대 원하지 않는 일입니다.

여러분의 식단에서 보충해야만 하는 부족한 영양소가 있나요? 그렇다면 우리는 알약 형태의 영양제보다 서트푸드가 풍부한 식단으로 영양소를 보충하는 것이 더 낫다고 생각합니다. 하지만 아무리 노력해도 필요한 모든 영양소를 골고루 알맞게 섭취하기란 어려운 일입니다. 여러분에게 부족한 영양소는 셀레늄과 비타민 D일 확률이 큽니다. 두 영양소를 채울 수 있는 구체적인 방법은 161~164쪽에 나와 있습니다. 채식주의자의 경우 164~166쪽을 확인하면 됩니다.

1단계와 2단계를 얼마나 자주 반복해야 하나요?

체중 감량이나 건강 개선이 필요하다고 느낄 때 1단계를 반복합니다. 우리의 경험에 의하면 대부분의 사람들은 최대 3개월에 한 번 이상 1단계를 반복할 필요가 없었습니다. 하지만 갑자기 살이 찌거나 날씬한 몸매를 더 가꾸고 싶을 때, 아니면 서트푸드의 강도를 더 높여야겠다고 생각이 든다면 원하는 만큼 2단계 전체를 반복하면 됩니다. 사실 2단계는 평생 식습관을 위한 거점입니다. 이것으로 끝없이 '다이어트'를 해야 한다는 부담감에서 여러분들을 해방시킵니다. 서트푸드 다이어트의 장점은 바로 여기 있습니다. 서트푸드는 여러분들이 오래도록 더 가볍고, 더 날씬해지고, 더 건강해질 수 있게 하는 발판입니다.

슈퍼푸드에 대해 읽어본 적이 있어요. 슈퍼푸드를 다이어트 식단에 넣어도 되나요?

여러분들이 슈퍼푸드superfood에 대해서 알아야 할 것은, 이것이 과학적인 용어가 아니라 마케팅 선전 문구라는 것입니다. 반면 서트푸드 다이어트는 지구상에서 가장 건강한 식품들만 모아서 혁신적인 새로운 식습관을 제공합니다. 따라서 슈퍼푸드를 식단에 넣어야 할지 말아야 할지 고민할 필요가 없습니다. 건강을 위해서 비타민 알약에 의지하는 것처럼 슈퍼푸드 한 가지에 의존하는 것은 잘못된 방법입니다. 체중을 감량하고 평생 건강을 얻을 수 있는 비법은 따로 있습니다. 바로 서트푸드와 그 안에 있는 천연 화합물의 집합체가 내는 시너지 효과로 완성된 식단입니다.

1단계는 반드시 7일 동안 해야 하나요? 더 짧게는 못 하나요?

1단계를 반드시 7일 동안 해야만 하는 것은 아닙니다. 7일은 단지 우리가 시도해 보기로 한 기간일 뿐입니다. 그렇게 정한 이유는 그 기간이 좋은 결과를 만들고, 견디기에 힘들지 않은 최적의 기간이기 때문입니다. 또 7일은 한 주를 기준으로 살아가는 우리의 일상생활과 어울립니다. 결정적으로 이 기간은 실험에서 효과적으로 입증되었습니다. 하지만 어떤 이유에서든 여러분이 7일에서 하루나 이틀을 줄여야 한다면, 5일이나 6일 동안만 1단계를 해도 됩니다. 그렇게 해도 여전히 서트푸드의 혜택을 얻을 수 있습니다.

원하는 음식을 마음껏 먹으면서 서트푸드를 먹어도 효과를 볼 수 있나요?

서트푸드 다이어트가 오랫동안 성공할 수 있는 이유는, 몸에 안 좋은 음식을 못 먹게 하는 대신 좋은 음식 섭취를 장려하기 때문입니다. 가공식품은 당분과 지방이 많아서 서트인 유전자의 활성을 감소시킵니다. 그래서 가공식품을 섭취하면 서트푸드의 효능이 줄어듭니다. 하지만 서트푸드가 풍부한 식단을 계속 먹으면, 여러분은 만족감을 느끼고 가공식품을 먹고 싶은 욕구가 줄어들 것입니다. 가끔 가공식품을 먹게 되더라도 걱정할 것 없습니다. 왜냐하면 그 외의 시간에 먹는 서트푸드로 여전히 모든 혜택을 누릴 수 있기 때문입니다.

칼로리가 높은 식품과 많은 양의 서트푸드를 먹어도 체중을 감량할 수 있나요?

그렇습니다. 칼로리는 현대에 들어서 나온 개념입니다. 역사적으로 서트푸드의 혜택을 누린 각 문화권과 무수한 세대를 보면 칼로리란 개념은 존재하지 않았습니다. 그러므로 칼로리는 생각 안 해도 됩니다. 서트푸드에는 신진대사와 식욕 조절 효과가 있어서, 서트푸드를 너무 많이 먹을까 봐 걱정할 필요는 없습니다. 따라서 여러분의 식욕을 만족시킬 때까지 원하는 만큼 먹어도 됩니다. 그런데 대추야자는 예외입니다. 대추야자는 자연식품이지만 당분이 많이 들어 있어서 간식으로 먹을 때 절제를 잘 해야 합니다. 적포도주를 마실 때도 양을 조절해야 하는 것은 두말이 필요 없습니다.

유기농 식품이 좋은가요?

사실 유기농과 유기농이 아닌 식품은 크게 다르지 않습니다. 전통적으로 비타민과 미네랄 함량에서 큰 차이가 난다는 증거가 별로 없기 때문입니다. 하지만 서트인 활성화 영양소는 어떨까요?

결론부터 말하자면 유기농 식품이 서트인 활성화 영양소를 더 풍부하게 가지고 있을 가능성이 높습니다. 서트인을 활성화하는 폴리페놀은 식물이 환경 스트레스에 반응하면서 생성됩니다. 그중에서 살충제를 사용하지 않고 유기농으로 재배된 식물은 수많은 포식자를 억제하고 물리치며 싸워 왔습니다. 따라서 더 높은 수준의 폴리페놀을 생성할 것이라고 추측됩니다. 그 결과 유기농 식물은 그렇지 않은 식물보다 잠재적으로 더 강력한 서트푸드인 것입니다. 그런 까닭에 여러분이 유기농 식품을 먹으면 더 좋겠지만, 유기농이 아닌 식품 역시 서트푸드로서 훌륭한 혜택을 제공합니다. 단지 유기농은 요리의 맨 위에 얹은 체리 장식과 같습니다.

서트푸드는 어디에서 살 수 있나요?

서트푸드 다이어트는 기존 식단에 서트푸드를 포함하는 다이어트입니다. 레시피에 적힌 재료 대부분은 어디에서나 쉽게 구할 수 있습니다. 다만 요리에 사용된 몇몇 서트푸드는 사람들에게 덜 알려져 있어서 따로 판매처를 알아봐야 할 수도 있습니다.

3장

서트푸드 레시피

The SirtFood Diet

【일러두기】

• 3장에서 제시한 서트푸드 레시피는 서트푸드를 좀 더 맛있고 건강하게 먹기 위한 레시피이다. 만약 레시피대로 따라 하기 힘들면 서트푸드를 활용한 자기만의 레시피를 만들어도 좋다.

• 3장에 나오는 대부분의 재료는 대형 마트나 동네 슈퍼를 통해 쉽게 구할 수 있다. 단, 정향, 커민, 겨자씨, 코코넛 플레이크, 코코넛 요거트, 카다멈, 후무스, 무가당 아몬드 우유, 적포도주 식초, 땅콩호박, 건조 효모, 메밀 튀밥은 온라인에서 구매하는 것이 좀 더 편리하다.

• 홍고추는 상위 20개의 서트푸드 중 하나로, 레시피에 자주 등장하는 재료입니다. 그런데 이 홍고추는 일반 홍고추보다 상당히 맵습니다. 그러니 매운 음식을 잘 못 먹으면 필요한 재료의 반만 넣고 홍고추씨를 제거하기 바랍니다. 그러면 여러분의 입맛에 맞게 매운맛을 조절할 수 있습니다.
• 된장은 풍미가 가득한 콩을 발효시킨 음식입니다. 이 된장은 다양한 색깔을 가지고 있는데, 일반적으로 흰색, 노란색, 붉은색 그리고 갈색을 띠고 있습니다. 색이 연할수록 단맛이 나고 반대로 색이 어두우면 짠맛이 강합니다. 서트푸드 요리에는 갈색이나 붉은색 된장이 잘 어울리지만, 여러분이 좋아하는 맛으로 선택해도 상관없습니다. 참고로 붉은색 된장이 제일 짜므로 이 된장은 요리할 때 조금만 사용하는 것이 좋습니다. 또 된장

은 브랜드에 따라서 매우 다양한 맛이 납니다. 어떤 제품을 구매하든 가장 좋은 방법은 본래의 맛을 먼저 확인하고 양을 조절해서 요리하는 것입니다. 약간의 시행착오를 거치면 여러분에게 알맞은 양을 알게 될 겁니다.

• 요리를 해 본 적이 없는 사람도 메밀국수 요리는 쉽게 할 수 있습니다. 메밀국수를 체에서 충분히 씻고 끓는 물에 넣습니다. 요리 시간은 제품마다 다양하므로 포장지에 적혀 있는 조리법을 잘 살펴봅니다.

• 파슬리는 요리할 때 평평한 잎이 가장 좋지만, 구하기 힘들다면 구불구불한 잎을 써도 괜찮습니다.

• 자색 양파, 마늘, 생강은 따로 말하지 않는 한 항상 껍질을 벗겨서 사용합니다.

• 소금과 후추는 조리법에 나와 있지 않지만, 여러분의 기호에 맞게 사용해도 괜찮습니다. 참고로 서트푸드는 매우 풍부한 맛을 제공하므로 기존 요리처럼 소금이나 후추가 많이 필요하지 않습니다.

왕새우와 메밀국수 볶음 (1인분)

재료

마늘 1쪽
간장 2작은술
홍고추 1개
생강 1작은술
왕새우살 150g
메밀국수 75g
엑스트라버진 올리브오일 2작은술
케일 50g
자색 양파 20g
셀러리 40g
자숙대두 75g
닭육수 100ml
러비지(셀러리 잎) 5g

조리법

1. 새우의 껍질과 내장을 제거합니다.
2. 프라이팬을 센 불에 달군 다음 새우와 기름 1작은술, 간장(간장은 시중에서 판매되는 진간장이나 양조간장으로 사용하는 것이 좋다. 글루텐 프리를 원할 경우 일본식 간장인 타마리 간장을 사용하면 된다 • 편집자 주) 1작은술을 넣고 2~3분간 볶습니다. 새우를 접시에 옮기고 프라이팬을 닦습니다.
3. 끓는 물에 메밀국수를 5~8분간(포장지에 적힌 시간만큼) 삶습니다. 시간이 되면 물을 버리고 국수를 찬물에 씻습니다.
4. 잘게 다진 마늘과 홍고추, 생강, 셀러리, 케일, 자숙대두 그리고 얇게 썬 자색 양파를 남은 기름으로 중불에 2~3분간 볶습니다. 이후 닭육수를 붓고 1~2분간 센 불로 볶습니다. 채소의 아삭함을 잃지 않도록 불을 줄이고 1~2분간 더 볶습니다.
5. 새우와 메밀국수, 러비지를 프라이팬에 넣고 다시 센 불로 볶은 뒤 식탁에 올립니다.

참깨된장소스 두부구이 (1인분)

재료

마늘 1쪽
된장 20g
맛술 1큰술
셀러리 40g
자색 양파 35g
애호박 120g
홍고추 1개
단단한 두부 150g(1모)
케일 50g
간장 1작은술
생강 1작은술
참깨 2작은술
메밀국수 35g
강황 가루 1작은술
엑스트라버진 올리브오일 2작은술

조리법

1. 오븐을 200℃로 예열하고 종이 포일을 깐 구이용 오븐 팬을 준비합니다(오븐이 없을 경우 에어프라이어를 사용하면 된다 • 편집자 주).
2. 두부를 대각선으로 두 번 썰어서 작은 삼각형 모양을 만듭니다. 맛술과 된장을 섞어서 두부에 바르고 맛이 배도록 놓아 둡니다.
3. 셀러리, 자색 양파, 애호박을 비스듬히 잘게 썹니다. 홍고추와 마늘, 생강은 잘게 다져서 준비해 둡니다.
4. 케일을 찜기에 5분 정도 찐 다음 꺼내서 준비해 둡니다.
5. 두부를 오븐 팬에 올리고 참깨를 두부 위에 뿌립니다. 두부를 오븐에 넣고 15~20분 동안 두부가 먹음직스러운 갈색이 되도록 굽습니다.
6. 메밀국수와 강황 가루를 끓는 물에 넣습니다. 메밀국수 포장지에 적힌 시간대로 국수를 삶은 후 물을 따라 냅니다.

7. 프라이팬에 기름을 두르고 달굽니다. 셀러리, 자색 양파, 호박, 홍고추, 마늘, 생강을 넣고 1~2분간 센 불로 볶다가 채소가 아삭해지도록 중불로 줄여서 3~4분간 더 볶습니다. 채소가 프라이팬에 눌어붙을 경우에는 물 1큰술을 넣습니다. 마지막으로 잘게 다진 케일과 간장을 넣고 몇 분간 더 볶습니다.
8. 두부가 다 구워지면 볶은 채소와 삶아 놓은 메밀국수를 함께 식탁에 올립니다.

칠면조 에스칼로프 (1인분)

스테이크용 칠면조(칠면조는 오리고기로 대체 가능하다 • 편집자 주) 고기를 에스칼로프(escalope. 살코기를 일정한 방향으로 자른 것 • 편집자 주)로 변신시키는 방법은 두 가지입니다. 첫 번째 방법은 스테이크를 고기 망치로 두드리거나 주방용 밀대로 미는 것입니다. 이때 스테이크의 두께가 약 5㎜ 정도 될 때까지 합니다. 만약 스테이크가 너무 두꺼우면 두 번째 방법을 사용합니다. 먼저 스테이크를 수평으로 반 정도 썹니다. 그러고 나서 고기 망치로 스테이크를 두드립니다.

재료

마늘 1쪽
자색 양파 40g
홍고추 1개
생강 1작은술
콜리플라워 150g
강황 가루 2작은술
엑스트라버진 올리브오일 2큰술
레몬 10㎖
파슬리 10g
케이퍼 1큰술
말린 토마토 30g
말린 세이지 1작은술
칠면조 에스칼로프 150g

조리법

1. 쿠스쿠스를 만들기 위해, 콜리플라워를 칼이나 믹서기의 다짐 기능을 이용하여 좁쌀 크기로 다집니다
2. 잘게 다진 마늘과 자색 양파, 홍고추, 생강을 색이 변하기 전까지 기름 1작은술을 넣고 볶습니다. 이후 강황 가루와 다진 콜리플라워를 넣고 1분간 더 볶은 후 불을 끄고 잘게 다진 말린 토마토와 파슬리 5g을 넣습니다.

3. 기름을 약간 바른 칠면조 에스칼로프와 말린 세이지(약용 살비아, 요리할 때 잎과 줄기가 사용됨 • 편집자 주)를 프라이팬에 올립니다. 중불 이상에서 고기를 뒤집어 가며 5~6분간 굽습니다. 충분히 익으면 레몬즙을(레몬즙은 직접 짜지 않고 시중에서 판매되는 레몬즙으로 대체해도 된다 • 편집자 주) 뿌리고 남은 파슬리와 케이퍼, 물 1큰술을 프라이팬에 넣습니다. 이렇게 소스를 만들어서 콜리플라워와 함께 식탁에 올립니다.

케일 메밀국수와 자색 양파 스튜 (1인분)

재료

마늘 1쪽
자색 양파 40g
홍고추 1개
생강 1작은술
겨자씨 1작은술
카레 가루 순한 맛 1작은술
엑스트라버진 올리브오일 1작은술
케일 50g
메밀국수 50g
붉은 렌틸콩 40g
코코넛 밀크 50ml
강황 가루 2작은술
야채 육수(물) 300ml

조리법

1. 중간 크기의 소스 팬에 기름을 두르고 중불로 가열한 다음 겨자씨를 넣습니다. 겨자씨가 튀기 시작하면 잘게 다진 자색 양파와 마늘, 생강, 홍고추를 함께 추가하여 재료가 부드럽게 될 때까지 10분 정도 볶습니다.
2. 카레와 강황 가루 1작은술을 팬에 넣고 몇 분간 볶습니다(카레 가루는 순한 맛을 추천하지만, 기호에 따라 중간 맛이나 매운맛도 사용 가능). 그다음 야채 육수를 붓고 끓입니다. 렌틸콩(볼록한 모양의 콩. 단백질, 비타민, 무기질, 식이섬유가 많은 식품 • 편집자 주)을 넣고 충분히 익을 때까지 25~30분간 푹 익힙니다. 그러면 부드러운 스튜가 완성됩니다.
3. 다진 케일과 코코넛 밀크를 추가하고 5분 더 조리합니다.
4. 메밀국수를 삶아 물을 따라 내고 스튜와 함께 식탁에 올립니다.

야채와 살사소스를 곁들인 닭가슴살 (1인분)

재료

레몬 10㎖
닭가슴살 120g
강황 가루 2작은술
엑스트라버진 올리브오일 1큰술
케일 50g
자색 양파 20g
생강 1작은술
메밀국수 50g

살사소스 재료

홍고추 1개
케이퍼 1큰술
토마토 130g(1개)
파슬리 5g
레몬 10㎖

조리법

1. 살사소스(salsa. 라틴 아메리카에서 사용되는 매운 토마토소스 • 편집자 주)를 만들려면 우선 토마토에 있는 씨를 제거해야 합니다. 그리고 토마토를 매우 잘게 썹니다. 잘게 다진 홍고추와 케이퍼, 파슬리 그리고 레몬즙을 토마토와 섞습니다. 모든 재료를 믹서기로 한꺼번에 갈아도 되지만, 그러면 결과물이 다를 수 있습니다(시판되는 살사소스를 사용해도 됨 • 편집자 주).
2. 오븐을 220℃로 예열합니다. 껍질과 뼈가 없는 닭가슴살을 강황 1작은술, 레몬즙, 약간의 오일을 발라 5~10분간 그대로 둡니다.
3. 오븐용 프라이팬을 뜨겁게 가열한 다음, 재워 놓은 닭가슴살의 양면이 옅은 황금색이 될 때까지 1분 정도 굽습니다(오븐용 프라이팬이 없다면 베이킹 트레이도 사용 가능). 이제 오븐으로 옮겨서 8~10분간 또는 충분히 익을 때까지 굽습니다. 다 되면 오븐에서 꺼내 5분간 호일로 덮어 둡니다.

4. 찜기에 다진 케일을 5분간 찝니다. 잘게 썬 자색 양파와 다진 생강에 기름을 약간 두르고 갈색이 되기 전까지 볶습니다. 조리된 케일을 넣고 1분간 더 볶습니다.
5. 강황 가루 1작은술을 메밀국수에 넣고 삶습니다. 닭가슴살과 채소, 살사 소스를 함께 식탁에 올립니다.

쿠스쿠스 하리사소스 두부구이 (1인분)

재료

마늘 2쪽
레몬 10㎖
홍고추 63g
커민 가루 1꼬집
고수 가루 1꼬집
엑스트라버진 올리브오일 약 1큰술
자색 양파 40g
파슬리 20g
생강 1작은술
말린 토마토 30g
콜리플라워 200g
단단한 두부 200g
강황 가루 2작은술

조리법

1. 오븐을 200℃로 예열합니다.
2. 하리사소스(harrisa, 홍고추를 재료로 한 북아프리카의 소스 • 편집자 주)를 만들기 위해 홍고추를 반으로 갈라서 씨를 제거합니다. 구이용 팬에 홍고추, 마늘을 넣은 다음 기름을 약간 두르고 커민과 고수 가루를 뿌리고 오븐에서 15~20분간 굽습니다. 이때 홍고추의 색이 너무 변하지 않을 정도로만 익힙니다. 세팅된 오븐은 그대로 두고 팬만 꺼냅니다. 요리를 식힌 다음 레몬즙과 함께 믹서기에 넣고 부드러워질 때까지 갑니다.
3. 두부를 작은 삼각형 모양이 되도록 대각선으로 두 번 썹니다. 눌어붙지 않는 오븐용 그릇에 종이 포일을 깔고 두부를 일렬로 배열합니다. 미리 만든 하리사소스를 두부에 바르고 오븐에서 20분간 굽습니다. 소스를 바른 두부가 검붉은 색이 될 때까지 굽습니다.

4. 쿠스쿠스를 만들기 위해 생콜리플라워를 믹서기에 넣고 잘게 다져 쿠스쿠스 모양으로 만듭니다(칼로도 가능).

5. 이번에는 남은 마늘을 잘게 다집니다. 다진 마늘과 자색 양파, 생강을 갈색으로 변하기 전까지 기름 1작은술을 넣고 볶습니다. 강황 가루와 콜리플라워를 넣어 1분간 볶습니다.

6. 불을 끄고 잘게 다진 말린 토마토와 파슬리를 넣고 섞습니다. 구워진 두부와 함께 식탁에 올립니다.

서트푸드 뮤즐리 (1인분)

이 뮤즐리(곡물, 과일, 견과류로 구성된 아침용 시리얼 • 편집자 주)를 전날 밤에 대용량으로 준비하고 싶으면, 건조시킨 재료들을 혼합해서 밀폐용기에 담으면 됩니다. 다음 날 아침에 딸기와 요거트만 추가하면 완성입니다.

재료

대추야자 40g
메밀 튀밥 10g
메밀 플레이크 20g
코코넛 플레이크(말린 코코넛) 15g
호두 15g
딸기 100g
카카오닙스 10g
플레인 그릭요거트 100g

조리법

1. 대추야자는 씨를 제거해 잘게 썰고 호두는 다집니다. 딸기는 꼭지를 따고 잘게 썰어 준비합니다.
2. 모든 재료들을 함께 넣고 섞습니다. 바로 먹는 게 아니라면 딸기와 요거트(비건은 콩이나 코코넛 요거트)는 먹기 직전에 넣는 게 좋습니다.

연어구이 샐러드 (1인분)

재료

레몬 10㎖
파슬리 10g
케이퍼 1큰술
아보카도 ¼개
방울토마토 100g
엑스트라버진 올리브오일 1큰술
자색 양파 20g
루꼴라 50g
셀러리 잎 5g
연어 살 150g
치커리 1개(70g)
갈색 설탕 2작은술

조리법

1. 오븐을 220℃로 예열합니다.
2. 드레싱을 만들기 위해 파슬리, 레몬즙, 케이퍼, 오일 2작은술을 믹서기에 넣고 부드러워질 때까지 갑니다.
3. 샐러드를 만들기 위해 아보카도, 방울토마토, 얇게 썬 자색 양파, 루꼴라, 셀러리 잎을 함께 섞습니다. 이때 아보카도는 껍질을 벗기고 씨를 제거해 깍둑썰기 합니다. 방울토마토는 반으로 가릅니다.
4. 프라이팬을 센 불로 가열합니다. 껍질을 벗긴 연어에 기름을 조금 발라 뜨거운 프라이팬에 1분 또는 표면이 약간 갈색이 되도록 굽습니다. 오븐용 팬으로 옮긴 뒤 오븐에서 5~6분간 또는 충분히 익을 때까지 굽습니다. 연어의 속이 분홍색인 것을 좋아한다면 굽는 시간을 2분 줄입니다.
5. 프라이팬을 닦고 다시 센 불로 가열합니다. 갈색 설탕과 남은 올리브오일을 섞어서 세로로 반 자른 치커리의 면에 바릅니다. 자른 면이 프라이팬 바닥에 닿게 하고 전체적으로 갈색이 되도록 2~3분간 뒤집어가며 익힙니다. 샐러드에 만든 드레싱을 뿌리고 연어, 치커리와 함께 식탁에 올립니다.

토스카나식 콩 스튜 (1인분)

재료

마늘 1쪽
당근 30g
자색 양파 50g
셀러리 30g
월계수 잎 1~2장
홍고추 ½개(선택 가능)
엑스트라버진 올리브오일 1큰술
케일 50g
토마토 400g
파슬리 1큰술
메밀국수 40g
흰 강낭콩 200g
야채 육수 200ml
토마토퓌레 1작은술

조리법

1. 중간 크기의 소스 냄비에 올리브오일, 잘게 썬 자색 양파와 셀러리, 마늘, 홍고추(선택 가능), 채 썬 당근, 월계수 잎을 넣습니다. 자색 양파가 갈색으로 변하기 전까지 중약불로 부드럽게 볶습니다.

2. 소스 냄비에 야채 육수, 잘게 썬 토마토, 토마토퓌레, 흰 강낭콩을 넣고 30분간 푹 끓입니다. 다진 케일을 추가해 5~10분간 더 끓인 후 다진 파슬리를 넣으면 스튜 완성입니다.

4. 메밀국수를 삶은 후 물을 따라 내고 스튜와 함께 식탁에 올립니다.

딸기 메밀국수 타불레 (1인분)

재료

토마토 65g
자색 양파 20g
대추야자 25g
아보카도 80g
메밀국수 50g
강황 가루 1큰술
레몬 20mℓ
루꼴라 30g
파슬리 30g
딸기 100g
케이퍼 1큰술
엑스트라버진 올리브오일 1큰술

조리법

1. 메밀국수를 강황 가루와 함께 넣어 삶은 후 찬물에 씻어 식힙니다.
2. 타불레(tabboulah, 중동식 샐러드 • 편집자 주)를 만들기 위해 아보카도, 토마토, 자색 양파, 씨를 제거한 대추야자, 케이퍼, 잘게 썬 파슬리를 식힌 메밀국수와 같이 섞습니다. 꼭지를 제거한 딸기도 얇게 썰어서 올리브오일, 레몬즙과 함께 샐러드에 부드럽게 섞습니다. 접시에 담을 때 루꼴라를 샐러드 아래에 깔아 식탁에 올립니다.

된장을 바른 대구구이 (1인분)

재료

마늘 1쪽	케일 50g
된장 20g	파슬리 5g
자색 양파 20g	깍지콩 60g
셀러리 40g	간장 1큰술
맛술 1큰술	메밀국수 30g
홍고추 1개	생강 1작은술
대구 살 200g	참깨 1작은술
엑스트라버진 올리브오일 1큰술	강황 가루 1작은술

조리법

1. 된장과 맛술, 올리브오일 1작은술을 섞습니다. 껍질을 제거한 대구 살에 양념을 문질러 바르고 30분간 재웁니다. 오븐을 220℃로 예열합니다. 그리고 재운 대구 살을 오븐에 10분 정도 굽습니다.
2. 큰 프라이팬이나 웍에 남은 기름을 넣고 가열합니다. 먼저 얇게 썬 자색 양파를 몇 분간 볶은 뒤 잘게 다진 마늘과 홍고추, 생강, 케일 그리고 깍지콩, 얇게 썬 셀러리를 넣습니다. 물을 조금 넣어야 될 수도 있습니다.
3. 메밀국수를 강황 가루와 함께 3분 정도 삶습니다.
4. 볶음 요리에 참깨, 파슬리, 간장을 넣은 뒤 깍지콩, 대구와 함께 식탁에 올립니다.

된장국 메밀국수 (1인분)

재료

마늘 1쪽
자색 양파 20g
생강 1작은술
메밀국수 75g
야채 육수 300ml 이상
엑스트라버진 올리브오일 1큰술
된장 30g
케일 50g
셀러리 50g
참깨 1작은술
단단한 두부 100g
간장 1작은술(선택 가능)

조리법

1. 끓는 물에 메밀국수를 넣고 삶습니다.
2. 소스 냄비에 기름을 두르고 달굽니다. 다진 마늘과 생강, 얇게 썬 자색 양파를 갈색이 되기 전까지 중불에서 볶습니다. 그다음 야채 육수와 된장을 넣고 끓입니다.
3. 다진 케일과 셀러리를 된장국에 넣고 5분간 약하게 끓입니다. 이때 너무 펄펄 끓이면 된장의 풍미가 사라지고 질감이 거칠어질 수 있으니 주의합니다. 야채 육수가 더 필요하면 추가로 넣습니다.
4. 된장국에 삶은 메밀국수와 참깨를 넣고 따뜻해지면 0.5~1㎝로 깍둑썰기를 한 두부를 넣습니다. 그릇에 담아 기호에 맞게 간장을 약간 뿌린 뒤 식탁에 올립니다.

서트푸드 슈퍼 샐러드 (1인분)

재료

호두 20g
루꼴라 50g
셀러리 40g
자색 양파 20g
아보카도 80g
치커리 잎 50g
훈제 연어 100g
레몬 10mℓ
파슬리 10g
케이퍼 1큰술
대추야자 1개
러비지(셀러리) 10g
엑스트라버진 올리브오일 1큰술

조리법

1. 훈제 연어와 셀러리, 자색 양파를 얇게 썹니다. 아보카도는 껍질을 벗기고 씨를 제거한 뒤 얇게 썹니다. 호두, 씨를 뺀 대추야자, 파슬리, 러비지(셀러리)는 잘게 다집니다.
2. 샐러드 잎채소를 접시 또는 큰 그릇에 담습니다.
3. 나머지 재료를 함께 섞어 샐러드 위에 올립니다.

응용 요리

렌틸콩 서트푸드 슈퍼 샐러드는 훈제 연어 대신 캔에 든 녹색 렌틸콩 100g 또는 익힌 회색 렌틸콩을 넣습니다.
닭고기 서트푸드 슈퍼 샐러드는 훈제 연어 대신 닭가슴살을 얇게 썬 다음 익혀서 넣습니다.
참치 서트푸드 슈퍼 샐러드는 훈제 연어 대신 캔 참치(식염수 또는 기름에 저장된 것 중에서 선택)를 넣습니다.

적포도주소스를 곁들인 소고기 스테이크 (1인분)

재료

마늘 1쪽
케일 50g
파슬리 5g
감자 100g
자색 양파 50g
엑스트라버진 올리브오일 1큰술
적포도주 40ml
옥수수 가루 1큰술
소고기 육수 150ml
토마토퓌레 1작은술
스테이크용 소고기 안심(등심) 120~150g

조리법

1. 오븐을 220℃로 예열합니다.
2. 냄비의 물이 끓으면 껍질을 벗기고 2㎝로 깍둑썰기를 한 감자를 넣고 4~5분간 삶은 뒤 물을 버립니다. 오븐용 그릇에 감자와 올리브오일 1작은술을 넣고 뜨거운 오븐에서 35~45분간 굽습니다. 이때 10분마다 감자를 뒤집으면서 골고루 익힙니다. 감자가 다 익으면 오븐에서 꺼내고 잘게 다진 파슬리와 잘 섞습니다.
3. 링 모양으로 얇게 썬 자색 양파를 올리브오일 1작은술을 넣고 갈색이 될 때까지 중불에서 5~7분간 볶습니다.
4. 얇게 썬 케일을 2~3분간 뜨거운 물에 데친 뒤 물을 따라 냅니다. 잘게 다진 마늘을 갈색으로 변하기 전까지 기름 ½작은술을 넣고 볶습니다. 조리한 케일을 넣고 1~2분 정도 볶은 다음 따뜻하게 유지합니다.
5. 오븐용 프라이팬을 연기가 날 때까지 센 불로 가열합니다. 스테이크용 소고기 안심(두께 3.5cm 정도)이나 등심(두께 2cm 정도)에 기름 ½작은술을 바르고 기호에 맞게 굽습니다. 미디엄 스테이크를 원한다면 프라이팬에

서 굽다가 오븐으로 옮겨서 220℃에 정해진 시간 동안 구우면 됩니다.

6. 고기를 프라이팬에서 꺼내 한쪽에 둡니다. 여전히 뜨거운 프라이팬에 적포도주를 넣습니다. 와인이 시럽처럼 되고 진한 향이 날 때까지 끓입니다.
7. 소고기 육수와 토마토퓌레를 스테이크 팬에 추가해 끓입니다. 소스가 더 진해지도록 물 1작은술에 녹인 옥수수 가루를 넣습니다(원하는 농도가 될 때까지 조금씩 추가). 준비된 스테이크와 구운 감자, 케일, 자색 양파, 적포도주 소스를 식탁에 올립니다.

소고기 스테이크 굽는 법

3.5㎝ 두께의 안심 스테이크

- 블루 : 양면을 약 1분 30초 동안 굽는다
- 레어 : 양면을 약 2분 15초 동안 굽는다
- 미디엄-레어 : 양면을 약 3분 15초 동안 굽는다
- 미디엄 : 양면을 약 4분 30초 동안 굽는다

2㎝ 두께의 등심 스테이크

- 블루 : 양쪽면을 약 1분 동안 굽는다
- 레어 : 양면을 약 1분 30초 동안 굽는다
- 미디엄-레어 : 양면을 약 2분간 굽는다
- 미디엄 : 양면을 약 2분 15초 동안 굽는다

편집자 주

- 블루Blue : 겉은 구워졌고 속은 전체적으로 붉은색인 상태
- 레어Rare : 겉은 구워졌고 속의 75%는 여전히 붉은색인 상태
- 미디엄-레어Medium-rare : 겉은 구워졌고 속의 50%는 붉은색인 상태
- 미디엄Medium : 겉은 구워졌고 속의 25%는 분홍색인 상태

구운 감자와 강낭콩 몰레소스 (1인분)

재료

감자 1개
마늘 1쪽
자색 양파 40g
생강 1작은술
정향 가루 한 꼬집
계피 가루 한 꼬집
강황 가루 1작은술
커민 가루 1작은술
엑스트라버진 올리브오일 1작은술
파슬리 5g
홍고추 53g
토마토 190g
강낭콩 150g
참깨 1작은술
야채 육수 150ml
땅콩버터 2작은술
갈색 설탕 1작은술
코코아 가루 1작은술

조리법

1. 오븐을 200℃로 예열합니다.
2. 잘게 다진 자색 양파와 생강, 마늘을 중간 크기의 팬에 기름을 둘러 중불로 10분 정도 부드럽게 될 때까지 볶습니다. 준비한 향신료를 넣고 1~2분간 더 볶습니다.
3. 중간 크기의 구이용 감자를 오븐에 45~60분간 속이 익을 정도로 또는 표면이 바삭할 때까지 굽습니다.
4. 몰레소스(mole. 칠리와 각종 양념을 배합해서 만든 멕시코 소스 • 편집자 주)를 만들기 위해 다진 토마토, 갈색 설탕, 씨를 제거해 다진 홍고추, 야채 육수, 코코아 가루, 참깨, 땅콩버터(크림 타입이 좋지만 알갱이가 든 것도 가능), 강낭콩을 팬에 넣고 45~60분간 부드럽게 끓입니다.
5. 감자를 반으로 자르고 몰레소스를 위에 얹어서 식탁에 올립니다. 다진 파슬리로 마무리합니다.

서트푸드 오믈렛 (1인분)

재료

계란 3개
베이컨 50g
적치커리 35g
파슬리 5g
엑스트라버진 올리브오일 1작은술

조리법

1. 눌어붙지 않는 프라이팬을 가열합니다. 베이컨을 길게 잘라서 바삭해질 때까지 강불로 익힙니다(기호에 따라 얇은 훈제 또는 일반 베이컨 2장도 사용 가능. 베이컨에는 충분한 지방이 있어서 조리할 때 따로 기름을 넣을 필요 없음). 다 구운 베이컨은 키친타올에 올려 기름기를 빼고, 프라이팬은 깨끗이 닦습니다.
2. 계란을 푼 뒤 얇게 썬 적치커리와 잘게 다진 파슬리를 넣어 섞습니다. 익힌 베이컨을 네모로 잘라서 계란 속에 넣고 휘젓습니다.
3. 프라이팬에 기름을 두르고 연기가 나지 않을 정도로 가열합니다. 섞은 계란물을 프라이팬에 부어 익힙니다. 계란의 익은 부분과 익지 않은 부분을 프라이팬 위에서 섞으며 오믈렛이 평평해지도록 만듭니다. 불을 줄이고 오믈렛이 단단해지게 놔둡니다. 뒤집개로 가장자리 부분을 팬에서 떼어 낸 다음 오믈렛을 반으로 접거나 둥글게 말아서 식탁에 올립니다.

구운 닭가슴살과 자색 양파 샐러드 (1인분)

재료

물 50ml
레몬 20mℓ
호두 15g
파슬리 15g
파마산 치즈 15g
엑스트라버진 올리브오일 1작은술
자색 양파 20g
루꼴라 35g
닭가슴살 150ml
방울토마토 100g
발사믹 식초 1작은술
적포도주 식초 1작은술

조리법

1. 페스토를 만들기 위해 파슬리, 호두, 파마산 치즈, 올리브오일, 레몬즙과 약간의 물을 믹서기에 넣고 걸쭉하게 되도록 갑니다(물을 조금씩 추가).
2. 껍질을 제거한 닭가슴살에 미리 만든 페스토 1큰술과 남은 레몬즙을 얹고 30분 이상 재웁니다.
3. 오븐을 200℃로 예열하고 오븐용 프라이팬을 중불로 가열합니다. 소스와 함께 재운 닭가슴살의 양면을 프라이팬에서 1분간 굽습니다. 이제 오븐에서 8분 이상 굽습니다.
4. 잘게 썬 자색 양파를 적포도주 식초에 5~10분간 절입니다.
5. 닭가슴살이 익으면 오븐에서 꺼내 페스토 1큰술을 더 바르고 남은 열로 소스를 녹입니다. 식탁에 올리기 전에 호일로 싸서 5분 정도 놔둡니다.
6. 루꼴라, 반으로 자른 방울토마토, 식초에 절였던 자색 양파를 섞고 발사믹 식초를 뿌립니다. 닭가슴살 위에 남은 페스토를 올립니다.

월도프 샐러드 (1인분)

재료

사과 50g
호두 50g
파슬리 5g
자색 양파 10g
셀러리 100g
케이퍼 1큰술
러비지(셀러리 잎) 5g
레몬 10㎖
루꼴라 50g
치커리 잎 35g
발사믹 식초 1큰술
디종 머스터드 ¼큰술
엑스트라버진 올리브오일 1큰술

조리법

1. 셀러리, 사과, 호두, 자색 양파, 파슬리, 러비지(셀러리 잎)를 다집니다.
2. 셀러리, 사과, 호두, 자색 양파를 파슬리, 케이퍼, 러비지(셀러리 잎)와 함께 섞습니다.
2. 큰 그릇에 올리브오일, 발사믹 식초, 레몬즙, 디종 머스터드(디종 머스터드는 일반 머스터드로 대체 가능하다 • 편집자 주)를 넣고 휘저어 소스를 만듭니다.
3. 루꼴라와 치커리 위에 셀러리 믹스를 얹고 소스를 뿌려서 식탁에 올리면 월도프 샐러드(Waldorf salad, 사과와 호두, 셀러리, 마요네즈 및 마요네즈 기반의 드레싱을 사용하는 샐러드 • 편집자 주)가 완성됩니다.

토마토 구운 가지 샐러드 (1인분)

재료

물 50ml
호두 20g
레몬 10mℓ
파슬리 20g
파마산 치즈 20g
엑스트라버진 올리브오일 1큰술
자색 양파 20g
루꼴라 70g
가지 1개(150g)
발사믹 식초 5ml
방울토마토 100g
적포도주 식초 5ml

조리법

1. 오븐을 200℃ 예열합니다.
2. 페스토를 만들기 위해 파슬리, 호두, 파마산 치즈(비건용 식품으로 대체 가능), 올리브오일과 레몬즙을 믹서기에 넣고 걸쭉하게 되도록 갑니다. 적당한 농도가 될 때까지 물을 조금씩 넣습니다. 페스토는 가지에 바를 정도로 걸쭉해야 합니다.
3. 4등분 한 가지에 페스토를 조금 바릅니다. 가지는 오븐에 넣고 25~30분간 황금 갈색이 되도록 굽습니다.
4. 얇게 썬 자색 양파에 적포도주 식초를 뿌려서 놓습니다. 이렇게 하면 자색 양파가 달달하고 부드러워집니다. 식탁에 올리기 전에 식초는 버립니다.
5. 루꼴라, 방울토마토, 조리한 자색 양파를 섞은 샐러드에 발사믹 식초를 뿌립니다. 뜨거운 가지에 남은 페스토를 숟가락으로 얹은 뒤 식탁에 올립니다.

서트푸드 스무디 (1인분)

재료

호두 6쪽
케일 한 줌
딸기 8~10개
다크초콜릿 20g
플레인 그릭 요거트 100g
대추야자 1개
강황 가루 ½작은술
무가당 아몬드 우유 200ml
1~2mm로 잘게 다진 홍고추

조리법

1. 딸기는 꼭지를, 케일은 줄기를, 대추야자는 씨를 제거합니다. 홍고추는 1~2㎜로 잘게 다집니다(플레인 그릭 요거트는 비건용 콩이나 코코넛 우유로 대체 가능. 다크초콜릿은 코코아 고형분 85% 이상 사용).
2. 모든 재료를 믹서기에 넣고 부드럽게 될 때까지 갈면 스무디 완성입니다.

서트푸드로 속을 채운 통밀 피타빵

통밀 피타빵은 시간이 촉박한 점심시간에 도시락으로 먹으면 좋습니다. 원하는 대로 양을 조절하고 창의성도 발휘할 수 있습니다. 피타빵 안에 재료들을 집어넣기만 하면 됩니다.

고기를 넣은 속 재료

체다 치즈 20g
얇게 썬 오이 35g
익힌 칠면조 슬라이스 80g
다진 자색 양파 30g
다진 루꼴라 25g
적당히 다진 호두 10~15g

소스

발사믹 식초 1큰술
엑스트라버진 올리브오일 1큰술
약간의 레몬즙

비건을 위한 속 재료

후무스 2~3큰술
다진 자색 양파 30g
정육면체로 썬 오이 35g
다진 루꼴라 25g
적당히 다진 호두 10~15g

(후무스 : 병아리콩, 올리브오일, 레몬즙, 소금, 마늘 등을 섞어 으깬 중동의 전통 소스 • 편집자 주)

비건을 위한 소스

엑스트라버진 올리브오일 1큰술
약간의 레몬즙

땅콩호박과 대추야자 타진 (4인분)

재료

마늘 3쪽
생강 1큰술
자색 양파 1개
홍고추 2개
계피 스틱 1개
커민 가루 1큰술
강황 가루 2큰술
엑스트라버진 올리브오일 1큰술
고수 5g
파슬리 10g
대추야자 100g
병아리콩 400g
땅콩호박 500g
메밀국수 200g
야채 육수 300ml
토마토 2개(400g)

조리법

1. 오븐을 200℃로 예열합니다.
2. 큰 냄비에 잘게 다진 자색 양파와 생강, 마늘, 홍고추를 넣고 기름에 2~3분간 볶습니다. 그다음 커민 가루와 계피 스틱, 강황 가루 1큰술을 추가해 1~2분간 더 볶습니다.
3. 다진 토마토, 야채 육수, 씨를 제거하고 잘게 다진 대추야자, 병아리콩을 넣고 45~60분간 약불에 끓입니다. 진하고 끈적한 농도가 되었을 때 냄비에 눌어붙지 않도록 약간의 물을 조금씩 넣습니다.
4. 껍질을 벗겨서 한입 크기로 자른 땅콩호박을 오븐용 용기에 올리고 올리브오일 1작은술을 넣습니다. 겉보기에 부드러워지고 가장자리 부분이 약간 탈 때까지 30분간 굽습니다.
5. 끓는 물에 남은 강황 가루를 넣고 메밀국수를 삶습니다.
6. 구운 땅콩호박, 다진 고수와 파슬리를 넣은 스튜 그리고 메밀국수를 식탁에 올립니다.

흰 강낭콩 된장소스 (4인분)

재료

파 4대
레몬 ½개
갈색 된장 2큰술
흰 강낭콩 통조림 2개(400g)
엑스트라버진 올리브오일 3큰술
마늘 1쪽
셀러리 스틱
귀리 비스킷
홍고추 ¼개

조리법

1. 흰 강낭콩은 통조림에 있는 물을 버리고 씻습니다.
2. 레몬은 깨끗이 씻은 뒤 껍질과 함께 강판에 갈아 즙으로 만듭니다.
3. 파는 다듬어서 잘게 썹니다.
4. 마늘과 홍고추는 잘게 다집니다.
5. 거친 질감의 소스가 될 때까지 모든 재료를 감자 으깨는 기구로 으깹니다.
6. 셀러리 스틱과 귀리 비스킷을 완성된 소스와 함께 식탁에 올립니다.

베리 믹스 요거트 (1인분)

재료

베리 믹스 125g
그릭 요거트 150g
호두 25g
다크초콜릿 10g

조리법

1. 호두는 다지고 다크초콜릿(코코아 고형분이 85% 이상인 제품을 사용)은 강판에 갑니다.
2. 그릇에 좋아하는 베리류를 넣고 위에 그릭 요거트(그릭 요거트는 비건용 콩이나 코코넛 요거트로 대체 가능)를 붓습니다.
3. 호두와 초콜릿을 뿌립니다.

닭고기 감자 케일 커리 (4인분)

재료

자색 양파 2개
마늘 3쪽
생강 1큰술
홍고추 2개
강황 가루 3큰술
토마토 1개(400g)
카레 가루 순한 맛 1큰술
닭가슴살 120~150g(4개)
엑스트라버진 올리브오일 4큰술
고수 5g
케일 175g
감자 600g
파슬리 10g
카다멈 2개
계피 스틱 1개
닭고기 육수 500ml
코코넛 우유 200ml

조리법

1. 껍질과 뼈를 제거한 닭가슴살을 한입 크기로 썹니다. 닭가슴살에 올리브오일 1작은술과 강황 가루 1큰술을 섞은 양념을 바르고 30분간 재웁니다.
2. 닭가슴살이 노릇노릇하게 익을 때까지 4~5분간 센 불로 볶습니다. 이때 볶기에 충분한 기름이 양념에 있어야 합니다. 불을 끄고 팬을 옆에 둡니다.
3. 프라이팬에 오일 1큰술을 넣어 중불에서 가열합니다. 얇게 썬 자색 양파, 잘게 다진 홍고추와 마늘 그리고 생강을 넣습니다. 약 10분간 부드러워질 때까지 볶다가 카레 가루와 강황 가루 각 1큰술을 넣고 1~2분간 더 볶다가 토마토를 넣고 2분간 볶습니다. 닭고기 육수와 코코넛 우유, 카다멈(생강과에 가까운 향료 식물 • 편집자 주), 계피 스틱을 추가로 넣고 45~60분간 끓입니다. 프라이팬이 마르지 않도록 필요하면 육수를 더 넣습니다.

4. 오븐을 220℃로 예열합니다. 카레가 끓을 동안 감자 껍질을 벗기고 작은 크기로 자릅니다. 감자와 남은 강황 가루를 새로 끓는 물에 5분간 삶습니다. 물을 따라 내고 10분간 건조시킵니다. 감자의 끝부분이 희고 얇게 벗겨지는 상태가 되어야 합니다. 오븐 팬으로 옮겨서 남은 기름에 버무린 뒤 노릇하고 바삭해질 때까지 30분간 굽습니다. 다 구워지면 다진 파슬리에 버무립니다.

5. 카레의 농도가 적당하면 다진 케일, 구운 닭고기, 다진 고수를 넣고 닭고기가 충분히 익도록 5분간 더 끓입니다. 이후 감자와 함께 식탁에 올립니다.

매콤한 에그 스크램블 (1인분)

재료

계란 3개

자색 양파 20g

홍고추 ½개

엑스트라버진 올리브오일 1작은술

우유 50ml

파슬리 5g

강황 가루 1작은술

조리법

1. 프라이팬에 기름을 두르고 가열한 뒤 잘게 다진 자색 양파와 홍고추를 색이 변하지 않고 부드러워질 때까지 볶습니다.
2. 계란, 우유, 강황 가루, 다진 파슬리를 그릇에 넣고 섞은 다음 뜨거운 팬에 붓습니다. 계란과 섞은 재료들을 중약불로 조리하면서 눌어붙거나 타지 않고 스크램블이 되도록 계속 프라이팬 위를 움직여 줍니다. 원하는 정도로 익으면 식탁에 올립니다.

서트푸드 칠리 콘 카르네 (4인분)

재료

마늘 3쪽
자색 양파 1개
소고기 400g
홍고추 3개
커민 가루 1큰술
강황 가루 1큰술
적포도주 150ml
엑스트라버진 올리브오일 1큰술
고수 5g
파슬리 5g
강낭콩 150g
메밀국수 160g
토마토 2개(400g)
토마토퓌레 1큰술
코코아 가루 1큰술
소고기 육수 300ml

조리법

1. 냄비에 기름을 두르고 잘게 다진 자색 양파와 마늘을 중간 불에서 2~3분간 볶다가 커민, 강황 가루를 추가해 1~2분간 더 볶습니다. 5% 지방으로 이루어진 다진 소고기 살코기를 전체적으로 노릇해질 때까지 2~3분간 볶은 다음 중간 불로 2~3분간 더 익힙니다. 적포도주를 넣고 반으로 줄어들 때까지 졸입니다.

2. 씨를 제거하고 한입 크기로 자른 홍고추, 다진 토마토, 토마토퓌레, 코코아, 강낭콩, 소고기 육수를 넣고 1시간 동안 부드럽게 끓입니다. 원하는 농도와 끈적임을 만들기 위해 물을 약간 붓습니다. 식탁에 올리기 전에 다진 고수와 파슬리를 섞어 줍니다. 메밀국수를 삶아 함께 식탁에 올립니다.

버섯을 넣은 두부 스크램블 (1인분)

재료

케일 20g
자색 양파 20g
홍고추 ½개
단단한 두부 100g
강황 가루 1작은술
버섯 50g
파슬리 5g
카레 가루(순한 맛) 1작은술
엑스트라버진 올리브오일 1작은술

조리법

1. 두부를 키친타월로 싼 후 무거운 것을 위에 올려 물기를 제거합니다.
2. 강황과 가레 가루를 섞고 묽게 개어지도록 물을 조금 붓습니다. 적당히 다진 케일을 2~3분간 찝니다.
3. 프라이팬에 기름을 두르고 중불로 가열합니다. 얇게 썬 자색 양파와 홍고추, 버섯을 넣고 노릇해질 때까지 2~3분간 볶습니다.
4. 두부를 적당히 으깨서 프라이팬에 넣고 섞은 향신료를 두부 위에 뿌려 충분히 섞습니다. 중불로 2~3분간 익히면서 양념이 두부에 배게 하고 두부가 노릇해질 때까지 조리합니다. 케일을 추가해 중불에서 몇 분간 더 볶습니다. 마지막으로 다진 파슬리를 넣고 잘 섞어서 식탁에 올립니다.

매콤한 훈제 연어 (4인분)

재료

마늘 2쪽
자색 양파 1개
홍고추 2개
방울토마토 150g
화이트 와인 100ml
엑스트라버진 올리브오일 2큰술
레몬 20㎖
루꼴라 60g
파슬리 10g
케이퍼 2큰술
훈제 연어 250g
메밀 파스타 250~300g

조리법

1. 프라이팬에 올리브오일 1작은술을 두르고 중불에서 가열합니다. 잘게 다진 자색 양파와 마늘, 홍고추를 넣고 갈색이 되기 전까지 부드러워지도록 볶습니다. 반으로 자른 방울토마토를 넣고 1~2분간 더 볶습니다. 화이트 와인을 추가해 그 양이 반으로 줄어들 때까지 졸입니다.

2. 끓는 물에 오일 1작은술을 넣고 메밀 파스타(메밀국수로 대체 가능 • 편집자 주)가 원하는 정도의 쫄깃함이 될 때까지 삶은 뒤 물을 따라 냅니다. 훈제 연어를 가늘고 얇게 썰어서 케이퍼, 레몬즙, 루꼴라, 다진 파슬리, 메밀 파스타와 함께 토마토 볶음에 넣고 잘 섞습니다. 남은 오일을 뿌려 바로 식탁에 올립니다.

메밀 파스타 샐러드 (1인분)

재료

방울토마토 8개
메밀 파스타 50g
루꼴라 크게 한 줌
바질 잎 작게 한 줌
잣 20g
올리브 10개
아보카도 ½개
엑스트라버진 올리브오일 1큰술

조리법

1. 방울토마토는 반으로 자르고 아보카도는 깍둑썰기합니다. 메밀 파스타 (메밀국수로 대체 가능 • 편집자 주)를 삶아 준비합니다.
2. 잣을 제외한 모든 재료를 부드럽게 섞어서 접시 위에 올린 뒤 잣을 위에 뿌립니다.

메밀 팬케이크 (약 6~8개 분량)

팬케이크 재료

우유 350ml
메밀 가루 150g
계란 1개
엑스트라버진 올리브오일 1큰술

초콜릿소스 재료

우유 85ml
다크초콜릿 100g
더블 크림 1큰술
엑스트라버진 올리브오일 1큰술

(더블 크림 : 일반 휘핑크림보다 약간 진한 미국 휘핑크림으로, 더블 크림 대신 일반 휘핑크림을 사용해도 된다 • 편집자 주)

상차림 재료

딸기 400g
호두 100g

조리법

1. 팬케이크 반죽을 만들기 위해 올리브오일을 제외한 나머지 재료를 믹서기에 넣고 부드러운 반죽이 될 때까지 갈아 줍니다. 반죽은 너무 되거나 묽지 않아야 합니다. 남은 반죽은 밀폐 용기에 넣어서 5일까지 보관할 수 있습니다. 다시 사용할 때는 잘 섞어 줍니다.
2. 초콜릿소스는 초콜릿을 중탕으로 녹인 후 우유, 더블 크림, 올리브오일을 넣어 만듭니다. 팬케이크가 완성될 때까지 냄비를 매우 약한 불에 계속 올려두어 소스를 따뜻하게 유지합니다.
3. 팬케이크를 만들기 위해 바닥이 두꺼운 프라이팬을 가열하고 연기가 나기 시작하면 올리브오일을 넣습니다.

4. 프라이팬 중앙에 반죽을 약간 부은 다음 기울여서 여분의 반죽이 프라이팬 전체를 덮게 합니다. 이때 반죽을 좀 더 부어야 할 수도 있습니다. 프라이팬이 충분히 뜨겁다면 팬케이크를 익히는 데는 한 면에 1분 정도 걸립니다.
5. 가장자리가 갈색으로 변하기 시작하면 뒤집개로 팬케이크의 가장자리를 팬에서 떨어지게 한 다음 뒤집습니다. 부서지지 않도록 한 번에 뒤집어야 합니다. 다른 면도 1분 정도 익힌 후 접시에 옮깁니다.
6. 가운데에 꼭지를 따서 잘게 썬 딸기를 올리고 팬케이크를 돌돌 맙니다. 이 작업을 반복합니다.
7. 초콜릿 소스를 숟가락으로 충분히 떠서 팬케이크 위에 얹고 약간의 다진 호두를 뿌립니다.
8. 처음에는 팬케이크가 너무 두껍거나 얇아서 찢어질 수 있지만, 적당한 반죽의 농도를 찾으면 알맞은 두께로 전문가처럼 완벽한 뒤집기를 할 수 있을 겁니다.

미역 된장국 (4인분)

재료

된장 120g
야채 육수 1l
마른 미역 10g
표고버섯 200g
파 2대
홍고추 1개(선택 가능)
단단한 두부 1모(400g)

조리법

1. 마른 미역을 따뜻한 물에 10분간 불린 뒤 물을 따라 냅니다.
2. 야채 육수를 먼저 끓이다가 잘게 썬 표고버섯을 넣고 1~2분간 부드럽게 끓입니다.
3. 그릇에 따뜻한 야채 육수를 약간 붓고 된장을 충분히 풉니다. 된장과 작은 정육면체로 썬 두부를 남은 육수에 넣습니다. 이때 펄펄 끓지 않게 주의합니다. 강하게 끓이면 된장의 섬세한 풍미가 사라집니다. 불린 미역, 어슷썰기 한 파, 잘게 다진 홍고추(선택 가능)를 넣어서 식탁에 올립니다.

서트푸드 피자 (지름 30㎝ 두 판)

피자 도우 재료

갈색 설탕 1작은술
미지근한 물 300ml
7g의 건조 효모 1봉지
강력분 200g
메밀 가루 200g
엑스트라버진 올리브오일 1큰술

(피자 도우는 시판하는 도우를 사용해도 됩니다 • 편집자 주)

토마토소스 재료

마늘 한 쪽
자색 양파 ½개
오레가노 1작은술
엑스트라버진 올리브오일 1작은술
바질 잎 5g
백포도주 2큰술
갈색 설탕 한 꼬집
토마토 1개(400g)

(토마토소스도 시판하는 토마토소스를 사용해도 된다 • 편집자 주)

토핑용 재료

루꼴라
자색 양파
올리브
찐 케일
방울토마토
구운 가지
다진 홍고추
염소젖 치즈
구운 닭고기
구운 스페인 돼지고기 소시지

조리법

1. 피자 도우를 만들기 위해 효모와 설탕을 물에 녹입니다. 이렇게 하면 효모가 쉽게 발효됩니다. 랩으로 덮고 10~15분간 놓아둡니다.

2. 밀가루를 체로 쳐서 그릇에 담습니다.

3. 밀가루에 효모와 오일을 넣고 피자 도우 모양이 될 때까지 함께 섞습니다. 도우가 너무 말라 있으면 물을 추가합니다. 부드러운 도우가 완성될

때까지 치댑니다.

4. 기름칠한 그릇에 도우를 옮기고 깨끗하고 마른 천으로 덮어서 두 배 크기로 부풀어 오를 때까지 따뜻한 곳에서 45~60분간 발효합니다.

5. 토마토소스를 만듭니다. 잘게 다진 자색 양파와 마늘에 올리브오일을 넣고 볶은 다음 말린 오레가노를 넣습니다. 백포도주를 넣고 양이 반으로 줄어들 때까지 졸입니다.

6. 다진 토마토와 갈색 설탕을 추가한 뒤 다시 30분간 끓여서 소스의 농도를 진하게 만듭니다. 소스의 농도가 묽으면 피자가 눅눅합니다. 팬을 불에서 내리고 바질 잎을 손으로 뜯어서 소스 속에 넣고 휘젓습니다.

7. 도우의 공기를 제거하기 위해 치대기를 시작합니다. 1분 뒤에 부드럽고 매끄러운 도우가 되면 준비가 다 된 것입니다. 도우를 바로 사용할 수도 있고 아니면 랩을 씌워서 이틀 정도 냉장고에 두었다가 사용할 수도 있습니다.

8. 오븐을 230℃로 예열합니다. 도우를 올릴 곳에 밀가루를 가볍게 묻힙니다. 도우를 반으로 잘라서 두 개로 만든 뒤 각 도우를 원하는 두께가 되도록 밀대로 밉니다. 기름을 바른 눌어붙지 않는 오븐용 트레이에 도우를 놓습니다. 참고로 이 정도 양의 도우로 지름 30㎝의 얇은 피자 두 개를 만들 수 있습니다. 만약 더 두꺼운 도우를 원하면 도우를 더 많이 사용하거나 피자의 크기를 줄이면 됩니다.

9. 도우 위에 토마토소스를 얇게 펴 바릅니다. 30㎝ 크기의 도우에는 만들어 놓은 소스의 반만 사용하면 충분합니다. 남은 소스는 냉동 보관합니다. 도우의 가장자리 부분을 조금 남기고 소스를 바른 뒤 나머지 재료를 올립니다. 참고로 구운 가지는 구입하거나 직접 구울 수 있습니다. 그릴용 팬을 연기가 날 때까지 가열한 다음 중불로 줄입니다. 가지를 3~5㎜

두께로 얇게 썰어서 올리브오일을 조금 바릅니다. 가지 양면에 검은 그릴 자국이 생길 때까지 구우면 잘 구운 가지가 완성됩니다. 또는 오븐용 팬에 종이 포일을 깔고 200℃의 오븐에서 15분간 또는 가지가 부드러워지고 황금빛 갈색이 될 때까지 구우면 됩니다. 루꼴라와 다진 홍고추는 피자가 구워진 뒤에 올립니다. 굽기 전에 15~20분간 놓아두면 반죽이 다시 부풀어 올라 도우가 더 가벼워집니다.

10. 치즈가 황금빛 갈색이 될 때까지 오븐에서 10~12분간 굽습니다. 다진 매운 홍고추를 사용하는 경우 루꼴라와 함께 마지막에 피자 위에 얹습니다.

한입 크기 서트푸드 간식 (15~20개)

재료

호두 120g
대추야자 250g
코코아 가루 1큰술
다크초콜릿(카카오닙스) 30g
물 1~2큰술
강황 가루 1큰술
바닐라 익스트랙 1작은술
엑스트라버진 올리브오일 1큰술

조리법

1. 호두와 초콜릿을 믹서기에 넣고 고운 가루가 될 때까지 갑니다. 다크초콜릿을 사용하는 경우 코코아 고형분이 85%인 제품을 선택합니다. 대추야자는 씨를 제거합니다. 바닐라 익스트랙 대신 바닐라콩 꼬투리 1개에서 긁어낸 씨앗을 써도 됩니다.
2. 물을 제외한 나머지 모든 재료를 넣고 혼합한 재료가 공 모양이 될 때까지 섞습니다. 혼합 재료의 농도에 따라 물을 넣거나 넣지 않을 수 있습니다. 혼합 재료가 너무 끈적이지 않도록 합니다. 손으로 혼합 재료를 한입 크기의 공 모양으로 만들어서 밀폐용기에 담은 후 한 시간 정도 냉장고에 보관한 뒤에 먹습니다. 모양을 다르게 하고 싶으면 공 모양 간식을 코코아 가루나 말린 코코넛에 더 굴려서 만듭니다. 냉장고에 최대 일주일간 보관할 수 있습니다.

용어 사전

DHA EPA와 함께 오메가3의 지방산을 이루는 중요한 영양소입니다. 주로 기름진 생선, 조류 같은 해양 식물에서 발견됩니다. 이 영양소는 서트인의 활동을 강화하고 우리의 건강을 전반적으로 개선합니다.

mTOR 신체의 중요한 성장 촉진제이지만 질병을 일으킬 수 있으므로 활동을 억제해야 합니다. 이 단백질의 활동은 우리가 먹는 음식에 의해 크게 영향을 받습니다.

PGC-1α 에너지 신진대사의 핵심 조절자로 세포 속의 미토콘드리아 생성을 자극합니다.

PPAR-γ 지방의 합성 및 저장과 관련해 유전자를 활성화하는 신진대사의 주 조절자입니다.

간헐적 단식 일주일에 1~3일은 단식하고 나머지 기간은 마음껏 먹는 다이어트 방법입니다. 일반적으로 다른 다이어트보다 칼로리 제한이 높습니다.

근육량이 증가한 체중 감량된 체중을 확인할 때 증가한 근육량을 고려해서 계산하는 방법입니다. 단순히 감량된 체중만을 계산하는 것보다 체성분의 변화를 반영하는 훨씬 더 정확한 측정 방법입니다.

류신 식이 단백질에서 발견되는 필수 아미노산입니다. 류신에는 서트푸드의 이점을 강화하는 강력한 효과가 있습니다.

미토콘드리아 세포 내부에서 영양분을 분해하고 에너지를 생성하는 작은 구조를 말합니다.

블루존 서트푸드를 먹은 덕분에 건강하고, 행복하고, 장수하는 사람들이 모여 사는 지역입니다.

생체리듬(일주기 리듬) 24시간을 주기로 생리적인 활동(수면, 음식 소화 등)과 효율을 조절하는 우리 몸의 생체 시계입니다.

서양식 식단 현대의 식습관을 대표하는 전형적인 식단으로 블루존에서 먹는 것과 정반대입니다. 서양식 식단은 가공식품이 많은 비중을 차지해서 영양이 풍부한 식물, 특히 서트푸드의 섭취가 현저하게 부족하다는 특징이 있습니다.

서트-1 가장 많이 연구된 서트인 그룹의 유전자이고 체중 감량에서 가장 중요한 역할을 하는 요소입니다. 세포가 스트레스를 받을 때 활성화되며 건강 증진 및 노화 방지를 주도합니다.

서트인 고대부터 우리 몸속에 존재한 유전자 그룹으로, 세포가 스트레스를 받으면 활성화됩니다. 이 유전자는 건강 증진, 질병 예방, 노화 방지와 관련해 중요한 역할을 합니다. 7가지의 각기 다른 서트인 유전자 중에서 서트-1과 서트-3은 에너지 균형에 있어서 가장 중요한 유전자입니다.

서트푸드 특정 폴리페놀을 풍부하게 가지고 있는 식품으로, 이를 섭취하면 우리 몸속에 있는 서트인 유전자를 활성화할 수 있습니다.

신진대사 생명 유지 기능을 하는 세포에서 발생한 모든 생화학적 반응을 가리킵니다.

염증 노화와 함께 지속해서 조금씩 생기는 염증은 우리 몸에 있는 만성질환의 위험을 증가시킵니다.

유전자 우리 몸의 청사진인 DNA로 이루어져 있습니다. 유전자 신호가 활성화되면 우리 몸은 세포의 작동 방식을 변화시키는 단백질을 생성합니다.

자가 포식 세포가 불필요한 체내물질을 분해하고 재활용하는 과정을 말합니다.

제노호르메시스 식물이 만든 스트레스 반응 시스템에 인간이 편승하게 되는 생물학적 현상입니다.

주 조절자 하위 단계에 있는 유전자들을 조절하고 제어하는 최상위 유전자 또는 유전자에 영향을 주는 어떤 것을 말합니다.

줄기세포 몸속에서 어떤 형태의 세포로도 성장할 수 있는 특별한 세포입니다.

칼로리 제한 체중 감량과 건강 증진, 수명 연장을 위해 의도적으로 음식 섭취를 줄이는 식이요법입니다.

폴리페놀 환경 스트레스에 대응하는 식물의 방어기제 중 하나로 식물에서 발견되는 방대한 천연 화학물질 그룹입니다. 특정 폴리페놀을 섭취하면 우리 몸속의 서트인 유전자가 활성화되고 서트푸드 다이어트의 많은 혜택을 증가시킵니다.

항산화제 인위적으로 만들어지거나 식품에서 자연스럽게 발견되는 물질로, 항산화제를 먹으면 몸속 세포의 물리적 스트레스를 감소시킵니다.

호르메시스 지나치면 우리 몸에 유해하지만, 소량이거나 적당한 양일 때 우리 몸에 유익한 효과를 주는 생물학적 현상을 말합니다. 예를 들면 운동하거나 금식하는 경우입니다.

감사의 말

연구의 설계와 분석, 결과 보고에 귀중한 의견을 주신 더블린 트리니티대학교의 공중 보건 전문가 파드레이그 라이언 박사에게 감사드립니다.

건강한 식단과 맛있는 음식이 상호 배타적이지 않다는 것을 의심의 여지없이 입증한 레시피들로 이 책을 돋보이게 한 탁월한 요리사, 마크 매컬러에게도 감사드립니다. 기드온 렘프리를 비롯해 우리의 생각을 듣는 것에서 그치지 않고 그 생각이 잘 자라 성장할 수 있도록 실험에 참여한 케이엑스의 모든 회원들에게 감사를 전합니다. 또 이 책이 미래의 연구에 자극제가 되기를 진심으로 희망합니다.

서트푸드의 잠재력을 순식간에 파악하고, 이 책이 만들어지는 모든 단계를 열렬히 지지한 퍼니스 로턴 사의 유지니 퍼니스와 로리 스캄페에게도 감사를 전합니다.

옮긴이 **우미정**

대학에서 국어국문학을 전공했다. 책과 외국어를 좋아해서 졸업 후 외국계 기업에서 일했고, 출판사에서 편집과 해외 관련 업무를 담당했다. 좋은 영미권 도서를 우리말로 옮겨 한국 독자들에게 전하는 일에 보람을 느끼며 번역가로 활동 중이다. 옮긴 책으로는《일을 버려라!》,《100년 뒤 우리는 이 세상에 없어요》,《내 마음에 긍정 한 스푼》,《최고의 교실》 등이 있다.

살 빼는 유전자를 깨우는

서트푸드 다이어트

초판 1쇄 발행 2021년 05월 31일
초판 3쇄 발행 2021년 07월 02일

지은이 에이든 고긴스, 글렌 매튼
옮긴이 우미정
감수 안지현
펴낸이 이부연
책임편집 김수연
마케팅 백운호
디자인 김윤남, 김숙희

펴낸곳 (주)스몰빅미디어
출판등록 제300-2015-157호(2015년 10월 19일)
주소 서울시 종로구 내수동 새문안로3길 30, 세종로대우빌딩 916호
전화번호 02-722-2260
인쇄·제본 갑우문화사
용지 신광지류유통

ISBN 979-11-87165-97-2 13510